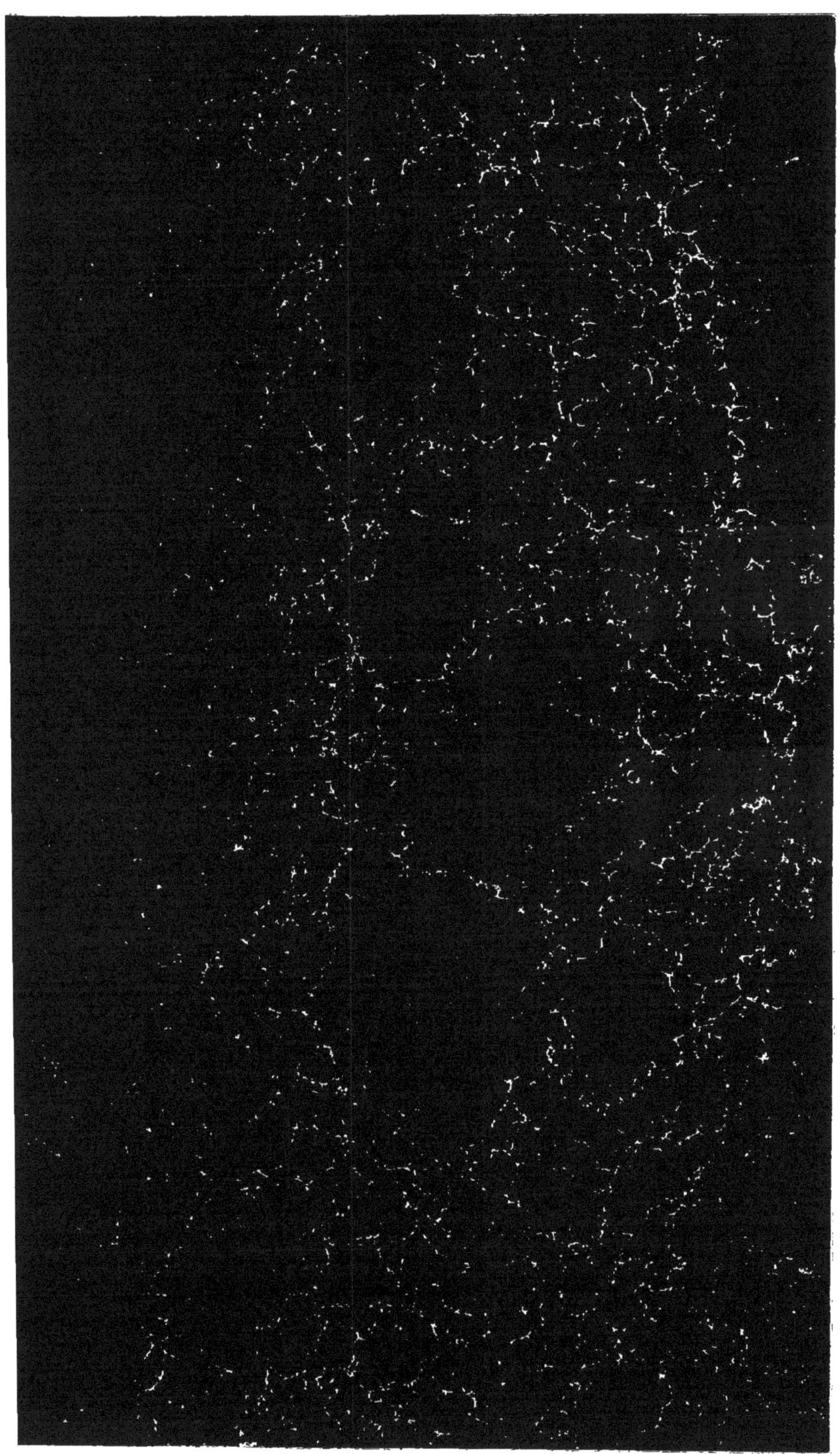

T_c 26
26

INFLUENCES DU TABAC

SUR L'HOMME.

COMPIÈGNE, IMPRIMERIE DE J. ESCUYER.

INFLUENCES

DU TABAC

SUR L'HOMME,

PAR ARMAND GRENET,

DOCTEUR EN MÉDECINE DE LA FACULTÉ DE PARIS.

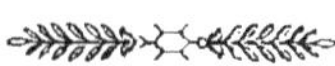

> Le tabac est, de toutes les plantes modifiant par leur emploi usuel les fonctions de l'économie, celle qui a le plus d'action sur les facultés du *cœur* et de l'*esprit*.

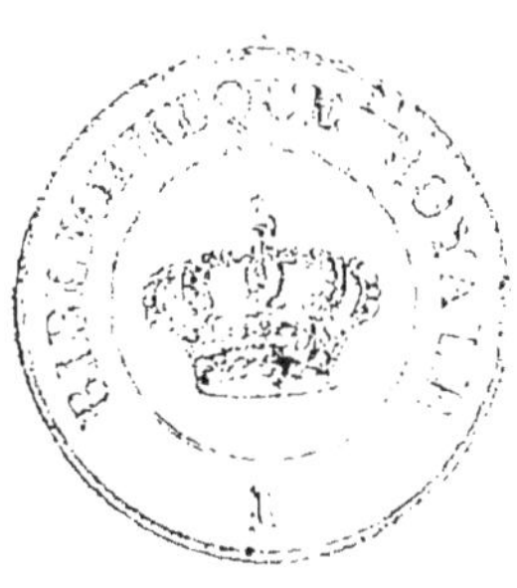

Paris.

DESLOGES, ÉDITEUR D'OUVRAGES D'ART ET DE SCIENCE,
Rue Saint-André-des-Arts, 39.
—
1841

Une habitude qui s'introduit suffit quelquefois pour changer tous les rapports antérieurs ; et véritablement il n'y a d'indépendant et d'invariable que ce qui tient à des lois physiques, éternelles et fixes : je dis éternelles et fixes, car la partie qu'on appelle plus particulièrement physique dans l'homme est elle-même susceptible des plus grandes modifications ; elle obéit à l'action puissante et variée d'une foule d'agents extérieurs. Or, l'observation et l'expérience peuvent nous apprendre à prévoir, à calculer, à diriger cette action ; et l'homme deviendrait ainsi, dans ses propres mains, un instrument docile, dont tous les ressorts et tous les mouvements, c'est-à-dire toutes les facultés et toutes les opérations, pourraient tendre toujours directement à la plus entière satisfaction des besoins, au plus grand perfectionnement du bonheur.

CABANIS.

Voici une tabacologie que j'ai intitulée : *Influences du Tabac sur l'Homme.* Dois-je pour cela m'en tenir à la question des influences physiologiques de son usage domestique? Quelle que soit l'importance première de cette question, quel que soit mon principal point de repère, je ne crois pas qu'une dissertation ayant trait à cette seule matière puisse suffire à la curiosité.

De même que l'histoire d'une science fait partie de cette science, de même un traité sur le tabac ne peut passer que pour un amas de théories en l'air, un conflit d'opinions insolubles, d'hypothèses d'actions diverses, s'il n'est précédé de son histoire, véritable *conclusum* des idées émises, véritable corollaire de propositions, aussi rigoureux qu'une expérience tentée et résolue selon le sens des conclusions pressenties de l'expérimentateur.

De même qu'il est impossible d'avancer des faits raisonnablement justes sans en connaître l'origine, le développement et la fin, de même on ne peut se prononcer sur l'importance d'une denrée sans en connaître l'origine, le développement et les valeurs vénales.

Mais si cet objet de consommation présente des dangers dans ses divers emplois, dois-je me contenter de parler d'un seul usage de cet objet, sans prévenir de tout ce qu'il comporte de trompeur dans sa nature; d'offrir les avantages puissants de cet usage dans certaines applications, sans prévenir du péril dans d'autres? Eh! je ressemblerais à ces peintres décorateurs qui cachent les vulgaires et communes espèces de bois par des imitations de bois précieux; je ferais comme ces amants qui se voient tous les jours, et se connaissent moins qu'un fin observateur qui ne les entrevoit qu'une fois; j'apprécierais sur des apparences et non sur des faits; je verrais le mal sans en connaître le lieu et la nature; que sais-je, je serais transporté comme par enchantement dans une ville, ignorant la route à suivre pour y arriver. Je ne pourrais juger, puisque l'ignorance me donnerait peut-être de la passion. Tâchez donc de décrire avec exactitude les mouvements d'une machine, et les résultats de ses mouvements, si vous n'en connaissez la structure et les propriétés ?

Au point de vue de notre époque, il faudrait donc, pour
faire une tabacologie, avoir des connaissances assez appro-
fondies en matière historique, commerciale, médicale, et
y joindre un sens philosophique, impartial, droit, et capable d'embrasser sous un même regard les applications si
complexes qui découlent de ces connaissances.

A l'ombre de quels titres osé-je publier des études, des
observations d'influences sur l'individu et ses mœurs, en
tant qu'éléments de félicité privée et publique, un peu de
nos impressions? Si je donnais des explications sur l'usurpation des droits à ces titres, ce serait, à n'en pas douter,
jeter une défaveur sur mon livre, et, le pire de tout, admettre un cas d'exorde, d'avertissement, d'avant-propos,
c'est-à-dire d'excuse de faiblesse dans un but d'amour-propre peut-être ; le cas de montrer la partie de notre individu ,
qui veut en quelque manière toucher le public ; vous savez
l'usage : ce pont de bateau jeté entre l'auteur et le lecteur,
ce discours préliminaire qui doit servir de transition de
l'homme qui parle à l'homme qui écoute, pour que l'un
examine bien l'autre, et puisse juger du feu des yeux au
feu de la parole ; ces descriptions personnelles et d'intérieur adroitement faufilées dans un entretien de l'auteur
avec son éditeur ou un ami.

Que je sois spiritualiste ou matérialiste, Broussaisien ou
Hypocratiste, ce n'est pas, je suppose, ce qui vous empê-
chera de dormir.

Quant à mon opinion sur le tabac, vous l'avez peut-être
eue déjà aussi ; mais si vous ne vous l'êtes pas dite, je serai
toujours content de vous en donner la formule. Vous savez

qu'il n'est pas nécessaire, pour raisonner, d'être éclairé sur la formation de la pensée et l'artifice du raisonnement; de même que pour voir, pour entendre, on n'a pas besoin de connaître les organes de la vue, de l'ouïe; mais quand on veut bien voir et bien comprendre, on est souvent bien aise d'avoir quelques notions de physiologie.

Ce dont il faut que je vous prévienne, en cas de surprise, c'est que, sous un langage parfois virulent pour un commerçant, acerbe pour un historien, mignard pour un médecin, vous trouverez une indépendance d'idées qui pourra vous choquer. Ce langage m'a paru propre aux discussions qui touchent, en certains points, au progrès et à la morale; et puis je vous avouerai que je n'aime à m'en laisser imposer ni par les choses ni par les hommes.

Du reste, si, avec les véritables difficultés à habiller une si grande diversité de matériaux dans des habits cousus avec de la science et du roman, et qui participent des couleurs de l'un et de l'autre, avec l'embarras grotesque de vouloir plaire entre une balance de débitant, un pilon de pharmacien et une pipe culottée de plébéien, l'allure de mon style se ressent de l'étroitesse et de l'aridité des routes, semble prendre un caractère de mauvais goût, enfin ne vous plaît pas, c'est la faute de mon esprit plutôt que de ma bonne volonté; soit dit franchement et sans réserve diplomatique.

Encore si la gravité de mon livre vous ennuie, si je ne vous fais en rien participer à des émotions que j'ai cru ressenties, si vous ne prenez pas intérêt à mes recherches sur les effets médiats et immédiats de l'usage du tabac, si vous n'êtes ni priseur ni fumeur, ce dont je doute, de grâce

essayez de mettre pour quelque temps à l'épreuve mes observations, en les prenant feuillet à feuillet pour allumer
des cigares, afin que je puisse dire au moins comme Owen,
le poète et non le philosophe :

> . . . . *accendat liber iste tabacum.*

Je serai consolé par la pensée qu'il a servi, qu'il a eu une
destination, fût-elle abjecte; pensée qui rappelle l'histoire
de ce mourant, qui exigeait que, attenant à son tombeau
placé dans un lieu désert, on bâtît une fontaine pour dés-
altérer le voyageur; ou encore celle de cet anatomiste qui
désirait que son cadavre fût transporté aux pavillons de dissection, pour servir encore aux études de l'anatomie, qu'il
avait professée presque toute sa vie.

CHAPITRE PREMIER.

> Celui qui veut traiter d'une science, doit
> s'attacher, avant tout, à l'histoire de cette
> science.   (Victor Cousin.)

HISTOIRE.

Urbis et orbis.

Il n'y a rien à inventer dans une histoire : l'histoire est la narration des faits; mais les faits sont souvent mal interprétés par les fournisseurs de documents; de là des erreurs; le commentateur a

la charge de rectifier ces erreurs avec son jugement en rapprochant les contradictions et les assertions opposées ; nous croyons que, pour écrire
l'histoire du tabac, il faut avoir l'intégrité de l'historien, et un peu de la prétention du commentateur ; la première question qui se présente en est
une preuve.

Pour la susceptibilité de tous, nous devons au
moins la poser : le tabac a-t-il pris naissance en
Amérique seulement, ou bien, né aussi en Europe, n'eût-il pas eu besoin de la transplantation qu'il a subie ? C'est-à-dire a-t-il existé primor-
dialement dans les Indes-Occidentales, ou son
importation a-t-elle suggéré l'idée qu'il eût pu
exister avant cette époque en Europe ; de là, culture confondue dans un temps postérieur à l'importation ?

Cette dernière supposition et la revendication
de ce titre sont moins déraisonnables qu'elles
sembleraient d'abord ; il est bien vrai que le plus
grand nombre d'auteurs, médecins, naturalistes,
politiques, voyageurs, donnent au tabac une origine américaine ; mais nous le demandons, serait-
il étonnant que, dans un siècle où la science des
arcanes n'avait pas encore préludé à la science des

plantes et de leurs effets thérapeutiques, dans un siècle où chaque chose n'avait une véritable destination utilitaire que par suite de tâtonnements ou d'essais oubliés aussitôt par l'exiguïté des moyens de vulgarisation, un humble végétal se trouvât soustrait aux investigations des empiriques dans les montagnes et les terrains alors presque incultes des Vosges et des Ardennes? On admet la génération spontanée à Tabago, pourquoi ne l'admettrait-on pas á Méziers? Serait-il ridicule de supposer qu'un pauvre paysan Lorrain, occupé seulement de la culture de ses graminées, n'eût pas remarqué, à la fin du seizième siècle, l'analogie d'une plante nouvelle cultivée seulement dans les jardins de la reine-mère, des seigneurs et des clercs, avec une plante qui végétait naturellement dans les gorges de ses montagnes, en supposant toutefois qu'il allât se promener dans les jardins seigneuriaux et cléricaux à Paris ; ce dont on nous permettra de douter. L'appui des auteurs est donc insuffisant, parce que la botanique était une compilation sans ordre d'espèces et de familles (le tabac a été alors confondu avec la jusquiame, la consoude, la buglosse), et les relations scientifiques restreintes (Monardès qui était le naturaliste dont les travaux ont été le plus utiles de son temps, avait voyagé en Amérique, mais non dans les Vosges ; du moins personne n'eût été capable d'en fournir *la Flore*); ainsi chacun reconnaîtra qu'en cet état de choses , un seul avançant un fait suffit pour que le plus grand nombre soutienne ce fait après lui.

La physiologie botanique et l'agriculture pourraient nous prêter leurs connaissances afin de résoudre la question ; sans rien décider, nous allons séparer les chefs dans le champ de la discussion : ainsi la première proposition doit se retrancher derrière les incontestables propriétés des différents sols pour la production spéciale de certains végétaux; la seconde, derrière les lois de la spontanéité de génération végétale.

Si l'on admet, après un surgissement accidentel, comme l'apparition d'une île dans l'Océan , la formation, sans germe apparent, d'animaux ou de végétaux, peut-on douter de la formation spontanée de ces mêmes plantes et de ces mêmes animaux sur le sol de l'ancien monde ? — Qui dit que la terre d'Amérique n'a pas apporté dans son principe originel une essence propre à certaine végétation , propriété que n'a pas l'Europe. Certes, mais l'Europe a aussi sa propriété de fécondative, puisqu'il y vient du tabac ensemencé ; et c'est une question insolu-

ble de chimie transcendante, d'ontologie végétale
(si MM. de l'Académie de médecine nous permet-
tent l'emploi de ce terme dont ils ne peuvent expliquer le sens), insaisissable comme une fumée, que
cette distinction entre la vertu de production et la
vertu de fécondation, double condition de l'existence essentielle mais inappréciable, vraie mais obscure parce que la vie végétale, comme la vie animale,
cache les secrets de son principe sous un voile qui
n'est même pas diaphane à l'imagination des savants; double propriété enfouie dans les mystères
de la matière terrestre, et qui semble diviser ses
éléments avec les lieux, mais les combine avec l'art
de l'homme, l'art qu'enfante le besoin; comme si
l'instinct, cette puissance spirituelle de l'animalité,
cette puissance machinale de l'être sentant et pensant, conduisait *invitament* l'homme à rassembler
les anneaux dont se composent les lois de la nature,
et à rétablir, sinon à opérer lui-même, un concours
nécessaire au perfectionnement des facultés physiques. C'est une question dont nous abandonnons
la solution aux Linné futurs.

En attendant, laissons à l'Amérique cette gloire
ancienne, gloire qui lui appartient autant par des
titres d'ancienneté de possession que par les titres
que lui donnent les qualités de son tabac; l'Amé-

rique qui, outre ses richesses, nous a procuré de si beaux produits! Et pourtant qu'elle ne se plaigne pas, car, en revanche, nous lui avons légué des amandiers, des cerisiers, des noyers, des pêchers, des abricotiers, presque tous nos légumes, etc., et la vigne qui vaut bien à elle seule l'acajou, les goyaviers, les cocotiers, les arbres à pain, les manguiers, les bananiers, les papayers, les arecs et même les ananas, dont notre horticulture ne peut profiter (1).

Laissons-lui cette gloire que Jean Liébaut presque seul a contestée dans la *Maison rustique*, pour qu'en cas de passe-droit la honte en retombe sur nos médecins, qui n'ont pu distinguer les plantes employées ou à employer dans leurs mystérieuses officines; sur la médecine, qui n'a pu profiter des propriété d'une plante si active, une médecine presque toute syncrétique ou spargirique, une

(1) A propos de vigne, voici deux faits qui, s'ils ne nous semblaient pas fortement apocryphes, pourraient servir à appuyer une thèse tendant à prouver la génération spontanée de mêmes végétaux sur tous les continents de la terre : au rapport de Jean de Breme, les Norwégiens auraient découvert et abordé une contrée d'Amérique (probablement le Labrador) où il croissait de très bons raisins, *quod ibi vites spontè nascuntur optimum vinum ferentes.* Le botaniste Calm parle aussi d'une vigne qu'il y aurait découverte, mais d'une vigne agreste dont le fruit toujours vert exprime un suc horriblement aigre.

médecine monstrueuse par la multiplicité de ses
drogues; chaos informe où venaient se confondre
feuilles, poudres, extraits, sucs, mucilages, teintures, sans distinction des actions spéciales.

On a trouvé, dans toutes les contrées de l'Amérique, du *Ciméron* ou tabac sauvage, ce qui détruit
l'opinion de quelques botanistes qui se sont ima-
giné que le tabac, n'ayant crû que dans un seul
canton d'une des Florides, avait été transporté
de là dans les divers cantons de l'Amérique et de
ses îles. Il ne fut cultivé d'abord qu'au Brésil, ensuite cette culture s'est promptement propagée et
a donné des produits de plus en plus beaux. Les
Espagnols en ont importé la graine en Espagne
probablement vers 1560; en ceci nous nous en
rapportons à Monardès (1574, *Traité des plantes
de l'Amérique*), Hernandez de Oviedo, Benzono,
Thevet, Delery, Franciscus Hernandez, et préférablement à Jean Gode Fredschulze et quelques
médecins anglais et allemands, qui la font impor-
tée premièrement en Angleterre; ces derniers s'ap-
puient sur ce fait qu'à cette époque Tabago faisait
partie des possessions anglaises. Nous verrons que
les Espagnols avaient reconnu l'existence de cette
plante avant la conquête du Mexique, et que les
Anglais ont fait un anachronisme, poussés par une

prévention ; comme si l'honneur national devait entrer en ligne, à la faveur d'un nom donné plus tard à une plante, nom qui, rappelant ainsi une faute chronologique, ne peut justifier l'usurpation d'une gloire de transplantation.

Les uns prétendent que c'est un certain Loman ou Roman Pane, ermite espagnol, qui le premier l'a fait connaître ; d'autres que c'est Hernandez de Tolède, médecin de Philippe II, qui, envoyé par celui-ci en Amérique pour y faire des observations d'histoire naturelle, en parla le premier dans son *Histoire des plantes, des animaux et des minéraux du Mexique*, publiée en 1651 ; mais nous avons vu que Monardès, dont les ouvrages furent presque complétement oubliés, en avait parlé, en avait même apporté des plants bien longtemps avant lui ; d'autres, que c'est Drack, capitaine de navire anglais, fait ensuite chevalier et amiral par la reine Elisabeth, qui, revenant de ses glorieux voyages, en apporta le premier des plants en Angleterre. Ces prémices n'appartiennent point à la Grande-Bretagne, parce que Drack fit son premier voyage en 1567, époque à laquelle l'Espagne connaissait déjà le tabac (1) ; du reste si Drack apporta

(1) Nous avons en français la traduction des voyages de cet intrépide marin, qui avait dans son escadre le capitaine

des plants en Angleterre , ce fut un certain philosophe et chevalier du nom de Walter Raghliff , Raleigh, Ralegh, ou plutôt Rawlegh, qui introduisit le premier l'usage du tabac à Londres; or, Rawlegh , sous le règne d'Elisabeth , fit son premier voyage en 1584 , tandis que quinze ans avant, Nicot était notre ambassadeur en Portugal. L'honneur

Vinther, l'importateur du cannelier qui a gardé son nom. Drack fut le premier de sa nation qui fit le tour du globe; il existe deux versions sur sa fin tragique; l'une, que ce navigateur étant descendu dans l'île des crabes, y fut à l'instant environné par ces animaux, qu'il succomba malgré ses armes, malgré sa résistance ; que ces monstrueux crustacés lui coupèrent les jambes, les bras et la tête avec leurs serres, et rongèrent son cadavre jusqu'aux os ; l'autre, que la mer, son théâtre d'exploits, fut son tombeau, ce qui donna lieu à cet épitaphe :

> *Quem timuit sævis etiam Neptunus in undis ,*
> *Et reddit toto victor ab Oceano ,*
> *Fœdifragos pellens pelago prostravit Iberos.*
> *Drackius : huic tumulus æquoris unda fuit.*

> Jadis craint de Neptune en ses grottes profondes
> Alors qu'il parcourait l'Océan en vainqueur,
> Le vengeur des traités sur l'Ibère infracteur ,
> Drack a sa sépulture au vaste sein des ondes.

Il est possible d'expliquer le premier avis par l'hypothèse que Drack submergé fut rejeté sur la plage, et rongé ensuite par des crabes.

qu'on voudrait faire à Rawlegh ne serait qu'une réhabilitation; car les ennemis de ce gentilhomme, composant le parlement, le firent condamner à mort sous prétexte d'une conspiration qui devait élever Arabelle Stuart au trône, ou plutôt pour avoir introduit, ainsi que le rapporte le comte Oxenstiern, *une plante amusant le peuple, et le distrayant d'autres occupations.* Pauvre chevalier ! c'était une récompense pour le service qu'il avait rendu à sa nation en lui procurant de si grandes sommes par le commerce du tabac (1).

(1) Ce fut ce Rawlegh qui acheta du voyageur Thevet le seul livre des Mexicains qui ait échappé à l'incendie barbare ordonné par l'évêque Sumarica. Ce livre, composé de peaux d'animaux peintes, et dont l'interprétation fut traduite en anglais par Locke, a été publié, avec des planches reproduisant les figures du texte, par Thévenot, dans son *Recueil de Voyages.* On sait que Rawlegh, emprisonné par les ordres de Jacques Ier, trouva moyen d'obtenir un instant sa liberté en publiant une *Histoire du Monde* dans laquelle il parlait de l'Eldorado comme d'une réalité ; l'Eldorado, qui n'exista jamais que dans le cerveau cupide du jésuite Gumilla, l'inventeur de cette nouvelle *toison d'or.* Rawlegh fut relâché, sans cependant que l'ancienne sentence de mort portée contre lui fût levée, et partit pour la Guiane ; mais revint sans avoir rencontré les mines et montagnes d'or qu'il avait promises. Ce fut alors qu'il passa par la hache de l'exécuteur, hache qu'il montrait au moment de monter à l'échafaud, en disant : *Voilà un remède aigu, mais sûr pour tous les maux.*

Nous n'en finirions pas si nous nous arrêtions à toutes les assertions contradictoires des auteurs : devons-nous, par exemple, croire Murray, médecin-naturaliste, pourtant si recommandable, qui rapporte que le tabac était connu en Europe bien longtemps avant le voyage de Colomb, et y avait pénétré par la voie de l'Orient ; Chardin, qui assure, dans ses *Relations de Voyages* (1660), que le tabac, de son temps, était naturalisé en Perse depuis plus de 400 ans ; ou bien encore Schloczer, ancien auteur allemand, qui soutint, lui, que l'Europe l'avait communiqué à l'Orient avant la découverte du Nouveau-Monde? Ce qu'il y a de certain, c'est que la Chine en possède une espèce fort remarquable, le *tabac-arbrisseau, Nicotiana fruticosa ;* et la Nouvelle-Hollande une autre charmante espèce, le *tabac à feuilles ondulées. N. Undulata ;* espèces probablement naturelles de ces contrées.

La plupart des tabacologistes s'accordent à dire que les Espagnols en ont fait la découverte dans le Jucatan (1), vers 1520. Nous allons examiner cette

(1) Dans cette province du Mexique, on a trouvé des vieillards de 140 ans. Un missionnaire franciscain a rendu témoignage qu'en prêchant l'évangile aux montagnards, il avait vu parmi eux un homme qui, de son propre aveu et sur les informations de ses voisins, n'avait pas vécu moins de trois siècles ;

question ; mais avant, répétons que nous ne pouvons assigner d'époque précise à son importation en Europe, et disons que c'est vers le milieu du seizième siècle que quelques Espagnols et Portugais, sur la foi des traditions merveilleuses des propriétés de la plante, traditions léguées par les Indiens, tentèrent et obtinrent des guérisons ; qu'un noble Portugais ayant initié notre ambassadeur à quelques-uns de ses secrets, se livra, de concert avec lui, à plusieurs expérimentations ; et que Nicot nous apporta ces découvertes à une époque un peu antérieure à celle où Thevet communiqua à la France des plants venant directement d'Amérique. On doit bien penser que les essais de Nicot (qui n'était pas médecin, quoique, à cette époque, pour certains hommes de l'art, le titre ne fît rien à la chose) devaient être peu rationnels, et ses résultats peu concluants ; ainsi que dire de la guérison de trois de ses domestiques,

il avait le corps si courbé, que ses genoux touchaient à sa tête, et la peau si dure, qu'on l'aurait cru couvert d'une écaille (Laharpe, *Histoire générale des Voyages*). Les missionnaires eussent bien mieux fait de prêcher la morale, la saine morale que de s'occuper d'absurdités pareilles ; il semble que les inventions les plus fabuleuses, les plus orientales, aient été aussi indispensables à l'existence de ces gens-là que leur prompte irréflexion à épouser de semblables croyances.

affectés de plaies ou d'ulcères, traités par le suc de tabac? Alors la nature de la maladie n'était comptée pour rien, puisque aucune affection ne devait résister à l'emploi du nouveau remède.

Les Caraïbes s'en servaient dans le cas de plaies simples ou envenimées ; c'était leur meilleur alexitère contre le poison dont leurs flèches étaient chargées ; aussi portaient-ils à la guerre deux pieds de cerf, l'un contenant de l'upas ou bien du suc de mancenillier, l'autre du suc vert de tabac. Ils ne nous ont pas seulement enseigné quelques-unes de ses propriétés médicales, ils nous ont aussi appris ses propriétés domestiques : ils en mâchaient les feuilles comme ils mâchaient du coca ou du caamini, dans un but hygiénique, peut-être ; ils s'en fichaient dans le nez pour favoriser un écoulement de mucosités qu'ils jugeaient utile, probablement ; (l'auteur *des Recherches philosophiques sur les Américains* prétend que c'était pour réveiller leurs esprits assoupis) ; ils fumaient dans un but d'assainissement, sans doute.

A la longue ils ont contracté cette habitude, qui fut pour eux un passe-temps salutaire ; eux si timides et si faibles, alors que les Espagnols les égorgeaient ou les faisaient dévorer par des chiens pour avoir leur or   1); eux qui, sans souci, sans inquiétude, sans idées, sans souvenirs, sans prévoyance, n'eussent su comment remplir les heures qu'ils ne consacraient pas aux moyens de se procurer la subsistance ou de se soustraire aux intempéries des saisons. Plus tard, ils prirent tant de plaisir à cet acte, que, dans presque toutes les contrées de l'Amérique, ils montraient la plus

(1) C'est un fait entièrement étranger à notre sujet, mais que nous ne pouvons passer sous silence, parce qu'il nous semble qu'on ne saurait trop donner de publicité à de pareils actes de barbarie : « Les Espagnols convinrent qu'ils tirèrent moins de services de leur artillerie, qu'on ne pouvait transporter dans les bois ou les marais, ni de leur cavalerie souvent démontée, que de la rage singulière de leurs chiens dogues, qui, toujours alertes, suivaient les Indiens à la piste, et les harcelaient nuit et jour. Ceux qui accompagnaient Vasco Nunez étranglèrent plus de deux mille Américains, sans compter les sodomites de Quaquera. Au combat de Caxamalca, la première ligne de la petite armée des Pizarre était formée par un rang de chiens, qui donnèrent avec tant d'impétuosité et de valeur sur les Péruviens, que la cour d'Espagne, enchantée de leurs exploits, se détermina à leur payer une solde régulière comme aux autres troupes, et cette solde revenait aux soldats qui avaient soin d'entretenir ces animaux. On retrouve encore dans l'ancien état militaire de ce temps-là, que le dogue Bérécillo gagnait deux réaux par mois, pour des services par lui rendus à la couronne. » (*M. du P. Rech. Phil. sur les Am.*)

grande gratitude à ceux qui leur donnaient du tabac préparé par les Européens. Guyot, dans son *Journal des Voyages aux îles Malouines*, et presque tous les voyageurs de son époque rapportent qu'en fumant les Indiens se frappaient doucement la poitrine, en répétant le mot espagnol *buenos*.

Chaque pays d'Amérique donna un nom à notre plante; nous n'en citerons que quelques-uns; Pycielt, Petun, Yalt, Yolt, Yoli, Perebennuc, Perebecenus, Opponnor; un seul lui est resté, c'est celui de Tabac; il nous vient bien évidemment d'une contrée d'Amérique, Tabago, Tabaço ou Tabasco; mais on n'a jamais pu déterminer si c'était la plante qui avait donné son nom au pays, ou le pays à la plante; il a paru en peu d'années, pour ou contre l'une ou l'autre opinion, plus de 100 volumes, dont un allemand nous a conservé les titres; comme il ne nous paraît pas de première utilité de nous arrêter aux questions de mots, sans fouiller dans les assertions de ces 100 volumes, nous résumerons les nôtres comme il suit :

Il y a autant de raisons d'adopter une opinion que l'autre. On a pu aussi bien dire du Tabaco pour une plante qui vient à Tabaco ; comme on dit maintenant du Virginie pour du tabac de Virginie, du Bordeaux pour du vin de Bordeaux ; que Tabaco pour la ville où il vient du tabac ; comme on dit *Cannes* pour désigner un lieu où il vient des roseaux, les *Landes* pour désigner un pays infertile. Dans un cas, c'est le seigneur qui s'est ennobli en prenant le nom de son château ; dans l'autre, c'est le château qui s'est ennobli en prenant le nom de son seigneur.

Mais, en prenant une carte, nous trouvons dans l'Amérique septentrionale une des Antilles, située au nord de l'île de la Trinité, qui n'est presque qu'un rocher, ou du moins une terre à peu près stérile, et dont la propriété fut cédée aux Anglais par le traité de Versailles de 1763, du nom de Tabaco ; nous trouvons l'île de Tabago, colonie française qui s'insurgea en 1791 (1) ; nous trouvons, dans la Nouvelle-Espagne, une autre île du nom de Tabasco, formée par les rivières de Saint-Pierre, Saint-Paul et Tabasco, île où Fernand Cortez, qui conquit le Mexique, livra sa première

---

(1) On sait la réponse inconvenante qui fut faite par Despremenils à Robespierre, après que celui-ci eut repoussé la proposition d'un armement maritime malgré l'incertitude de l'assemblée sur les événements : *Si M. Robespierre doute des faits, je propose de l'envoyer pour commissaire à Tabago afin de les vérifier.*

affaire, à la tête de 633 Espagnols contre 40
mille Indiens; nous trouvons encore dans la Nouvelle-Espagne une province, ayant environ 40
lieues de long et de large, du nom de Tabasco,
ayant un cap et une ville qui portaient aussi le
nom de Tabasco; province où, soit dit en passant, les médecins étaient obligés de se soumettre au régime de leurs malades; nous ajoute-
rons néanmoins que la ville s'appelait aussi Nuestra-
Sennora-de-la-Vittoria, désignée ainsi en mémoire
d'une victoire que les Espagnols y remportèrent; il
y a bien encore deux autres îles : l'une dans la baie
de Panama, nommée Taboga, l'autre Tabraca ou
Tabarca, située près de la côte de Barbarie, et où
les singes sont très communs; mais nous avons
assez de désignations semblables, ou à peu près
semblables, de pays qui fournirent les premiers du
tabac, sans recourir à d'invraisemblables, de pays
où on n'en a pas rencontré. Donc, sont-ce les îles,
la province, la rivière, le cap ou la ville qui ont
donné leur nom à la plante? Il nous semblerait
extraordinaire que tant de lieux désignés de la
même manière eussent fait passer simultanément
leur nom à un objet; il nous semblerait au contraire
très naturel que cet objet, ayant pris droit de
cité en diverses localités, en diverses contrées,
ait communiqué son nom à ces contrées; comme

les Bretons, les Saxons, etc. ont prêté leur nom aux divers pays qu'ils ont conquis.

D'ailleurs, en supposant que la terre ait donné son nom à la plante, on ne peut admettre que cette transposition se soit opérée par l'intermédiaire des Européens, parce que la plante, ou plutôt les feuilles préparées pour l'usage économique des Indiens, portaient le nom de tabacos avant la découverte du Nouveau-Monde; pour nous en convaincre, lisons un passage de la relation des voyages de Ch. Colomb; celui-ci abordant une île qu'il nomma San-Salvador (on sait pourquoi), chargea deux hommes de son équipage d'explorer le pays; « Ces envoyés, dit-il dans son journal, rencontrèrent en chemin beaucoup d'Indiens, hommes et femmes, avec un petit tison allumé, composé d'une sorte d'herbe dont ils aspiraient le parfum selon leur coutume (1). » Jusque là nous ne rencontrons pas le mot qui est l'objet de nos recherches; l'évêque Barthélemy de Las-Cases, contemporain de Colomb, s'est chargé, dans son *Histoire générale des Indes*, de nous annoncer que le tison désigné par l'amiral portait ce nom. « L'herbe dont les

______

(1) *Hallaron los dos christianos por el camino mucha gente que atravesaba a sus pueblos, mugeres y hombres con un tizon en la mano, yerbas para tomar sus sahumerios que acostumbraban.*

Indiens aspirent la fumée , écrivait-il en 1527 , est bourrée dans une feuille sèche comme dans un mousqueton, de ceux que les enfants font en papier (*pétard*) pour la Pâque du Saint-Esprit. Ces Indiens l'allument par un bout, et sucent ou hument par l'autre extrémité, en aspirant intérieurement la fumée avec leur haleine, ce qui produit un assoupissement dans tout le corps *(con el cual se adormecen las carnes)*, et dégénère en une espèce d'ivresse. Ils prétendent qu'alors on ne sent presque plus la fatigue. Ces mousquetons ou ces TABACOS, *comme il les appellent eux-mêmes*, sont en usage parmi nos colons. J'en ai connu plusieurs dans l'île espagnole qui s'en servaient; et comme on les réprimandait sur cette vilaine coutume, ils répondaient qu'il leur était impossible de s'en défaire. Je ne sais quel goût et quel profit ils pouvaient y trouver. (Chap. XLVI.) » Telle est l'origine des cigares et du genre de préparation des feuilles de la Nicotiane. Dans l'île de Cuba, la dénomination de tabaco a prévalu jusqu'à nos jours : cette expression, pour les habitants de la Havane, est synonyme de cigare ; ils disent communément *chupar un tabaco*, fumer un tabac (Répertoire des connaissances usuelles).

Le chevalier Jaucourt nous assure que c'est l'instrument dans lequel était fumé le tabac qui a primitivement porté ce nom ; Bomarre, dans son *Dictionnaire d'histoire naturelle*, nous dit aussi que le nom de Tabacos ou de Pycielt était donné à des roseaux remplis de tabac, d'ambre liquéfié et d'herbes aromatiques, dont les Indiens allumaient un bout pour humer la fumée par l'autre. Nous n'entrerons point dans ces stériles discussions ; du reste la langue caraïbe était si restreinte (1) qu'on ne doit pas trouver étonnant que pour eux le contenant et le contenu aient porté le même nom. Le mot tabac tire donc son étimologie d'un des dialectes américains, le dialecte caraïbe probablement, et a subsisté préférablement à celui de *petun*, *pycielt*, etc., des autres dialectes. N'est-ce pas une satisfaction de penser que le tabac ait pu traverser toutes les révolutions, subir toutes les déportations, ait reçu les plus grands honneurs, enduré les plus avilissantes misères, ait été si souvent transfiguré tant à la forme qu'à la composition, en conservant, malgré toutes les falsifications de son acte de naissance, un de ses noms primitifs, le plus ancien peut-être, donné par les peuplades sauvages des Indes-Occidentales, qui nous l'ont fait connaître ?

(1) Dans aucune langue d'Amérique on n'a trouvé des mots pour exprimer des nombres au-dessus de trois. Chez les Jameos, peuple de l'Amérique méridionale, le nombre trois s'exprimait par *Poettarraroincouroac*.

D'après certaines coutumes pratiquées en Amérique et dans lesquelles figurait le tabac , les Espagnols l'ont désigné sous diverses dénominations. Les Mexicains en offraient à leurs Dieux et à leurs rois : les prêtres, avant de se livrer aux rits de leur religion , en respiraient la fumée , ce qui les jetait dans une stupeur délirante , ou une sorte d'inspiration (1). Le degré d'habitude rend compte des effets ressentis ; au début, c'est presque de l'abrutissement après le malaise ; à la longue, on comprendra pour quelques-uns l'état d'extase ; à certaines époques, les Mexicains se faisaient avec du maïs une idole qu'ils nommaient Vitzliputzli ; ils promenaient cette masse de farine pétrie en procession , tout en l'encensant avec de la résine de Copal brûlée avec des feuilles sèches de tabac; la cérémonie terminée , ils coupaient leur Dieu en morceaux et se le distribuaient, afin que chacun pût en manger; voilà pour la religion. Lorsque l'empereur de Montezuma avait fait quelque exploit militaire , le grand-prêtre l'oignait d'une espèce de

(1) Les anciens Gaulois et Germains, au milieu de leurs forêts , avaient l'équivalent du tabac. On prétend qu'ils recevaient la fumée du chanvre brûlé sur des pierres rougies au feu, et s'enivraient de vapeur, ainsi que les Druides, ou prêtres, devant les féroces idoles de Teutatès et d'Irminsul, qui demandaient le sang des victimes humaines.

baume composé de drogues préservatrices des sor-
tiléges et des maladies, et l'arrosait d'eau sacrée;
dans ce baume et dans cette eau dominait le suc
de tabac ; on faisait encore prendre, aux esclaves et
aux femmes que l'on sacrifiait , à la mort des caci-
ques , de grosses boulettes faites avec des feuilles
de tabac écrasées et réduites en pâte ; voilà pour
la royauté. On conçoit dès lors les désignations
d'*herbe sainte*, *herbe sacrée*.

En Europe, que d'appellations ! les empiriques
en firent un remède universel; de là *herbe à tous
maux*, *panacée antarctique* ; chez nous surtout la
fureur a été grande; il n'est petit seigneur de la
cour de François II ou Charles IX, qui n'ait brigué
l'honneur de lui donner un nom. D'abord ce fut
herbe à l'ambassadeur (1) ; mais celui-ci en ayant
fait présent à Catherine de Médicis, mère du roi,

(1) Jean Nicot, quoique fils d'un simple notaire de Nismes,
s'introduisit à la cour où son mérite lui procura les bonnes
grâces de Henri II et de François II. Il publia un *Traité de
marine*, où il avait recueilli tous les termes des marins, et un
dictionnaire français fort estimé, mais qui ne parut que six
ans après sa mort en 1606, sous le titre de *Trésor de la langue
française tant ancienne que moderne*. Nicot avait été président
au parlement, et fut ambassadeur en Portugal auprès de Sé-
bastien pendant les années 1559 — 60 — 61.

la plante fut désignée sous le nom *d'herbe à la reine;*
plus tard, par caprice, ou plutôt toujours rage de
personnifier les choses par un nom si ce n'est le
nom par les choses, la reine mère préféra celui
d'herbe Medicée; mal lui en vint, car tout le crédit
qu'elle employa dans ce but fut inutile; l'herbe
avait déjà tant de noms qu'il était à présumer que,
les choses existant, on eût fini par ne plus la reconnaître; ainsi parmi les noms en vogue à cette
époque, on remarquait encore celui *d'herbe du
Grand-Prieur,* parce que le grand prieur de France,
de la maison de Lorraine, en usait beaucoup;
d'herbe de Sainte-Croix et de *Tournabon,* de deux
cardinaux qui la cultivaient avec passion et en
usaient de même; dont l'un, le premier, était
nonce en Portugal, et le second, Nicolas Tourna-
boni, était nonce en France. Ces deux cardinaux,
en revenant de leurs nonciatures, apportèrent le
tabac en Italie; mais il est probable que les Espagnols, qui possédaient bien avant ce temps-là le
royaume de Naples, l'avaient déjà fait connaître,
quoique les Napolitains redoutassent tout ce qui
venait du Nouveau-Monde, excepté l'or et l'argent,
eux si maltraités par le *pian* (la siphylis), ce mal
auquel ils donnaient une origine américaine. Aussi
ne fallait-il pas moins du pouvoir des deux prélats
pour établir chez eux l'usage de la nouvelle plante.

Nous ne faisons qu'indiquer les noms de *buglosse antarctique*, donné par quelques *grands* connaisseurs en botanique; de *jusquiame du Pérou*, donné par Dodonée; de *consoude indienne*, donné par Fr. Cartheuser; de *propeia*, donné nous ne savons ni par qui, ni pourquoi : ce serait à n'en plus finir.

En moins de deux siècles, le tabac a conquis le monde comme médicament; sa victoire ne doit point étonner : il est peu de substances employées en médecine qui n'aient eu de nombreux partisans; il en est beaucoup qu'on a fait des panacées; presque toutes ont servi d'arcanes; le tabac a goûté ces honneurs. Il figurait dans la majorité des formules officinales et même magistrales de la médecine du 17me siècle; et cela se conçoit facilement en réfléchissant à son action physiologique. Les corps les plus actifs ont toujours fait le plus de fortune en thérapeutique; or, celui-ci se range dans la classe des stupéfiants, dans la classe de ceux qui peuvent endormir la douleur; de plus, ses effets sont immédiatement très marqués; s'il ne guérit pas les maladies curables, il est pourtant utile dans les maladies incurables. C'était donc une découverte précieuse pour les empiriques; et, il faut bien l'avouer, ce siècle comptait bien des bavards, mais peu de raisonneurs.

L'engouement de son usage par la bouche et le nez est plus difficile à expliquer ; c'est un fait sur lequel on raisonne, mais qu'on n'explique guère. Les uns l'attribuent à la bizarrerie des choses humaines, et de ce nombre est le grand dictionnaire de médecine qui s'extasie sur la création d'une nécessité nouvelle, opérée par une plante ignorée d'abord du monde entier, si ce n'est de quelques sauvages d'Amérique, et qui, apportée en Europe, a changé tout à coup *la face de nos mœurs.* Il est encore des exécuteurs de hautes-œuvres philosophiques, qui prétendent que la vogue du tabac en Europe est le résultat d'un sentiment de curiosité, qui s'attache naturellement à tout ce qui vient de loin. Est-il besoin de faire des commentaires? En continuant la série de ces homélies, nous voyagerions de l'absurde à l'absurde. Nous examinerons, à l'article des influences physiologiques, comment il peut remplacer chez l'oisif un besoin d'activité ; chez l'actif un besoin de repos ; chez l'homme d'une nation servile remplacer une tendance aux sensations inconnues mais variées de l'homme libre ; chez l'homme d'une nation plus ou moins civilisée, modifier la somme des impressions ; comment un progrès de civilisation entraîne toujours de nouveaux besoins, et élargit infailliblement les moyens de satisfaire les besoins acquis ;

quelle est l'irrésistibilité de la tendance continuelle
d'un peuple laborieux à dépenser en tous sens son
activité ; comment on a d'autant plus besoin de se
distraire du travail, qu'on travaille davantage,
de l'oisiveté qu'on est plus oisif ; car l'heure de la
vie de l'homme ne se mesure jamais au temps continuellement égal que met la grande aiguille à
faire le tour d'un cadran d'horloge. — Grandes raisons à donner au développement de la consommation domestique du tabac, sinon la solution du problême. — Quant à la raison de son universalité, ne
savons-nous pas que l'art modifie puissamment les
effets qu'amène le cours ordinaire des choses, qu'il
peut en produire d'entièrement nouveaux, et dans
lesquels les lois de la nature paraissent obéir aux
besoins, aux passions, aux caprices de l'homme.

Peu après son introduction, le tabac s'est créé
nombre de prosélytes, nombre de détracteurs ; de
là une guerre à mort, une guerre qui a épuisé la
logique des rhéteurs, la philosophie des observa-
teurs, les dogmes soi-disant irrécusables des savants ; a rabaissé très souvent les paradoxes des
uns et des autres au niveau d'une joûte de bret-
teurs, joûte qui ne s'est terminée que par une
paix forcée entre le peuple et les gouvernements,
traité de paix qui ne reconnaît au tabac un droit

de nécessité qu'aux conditions d'énormes impôts.

En résumé, les médecins en firent des prescriptions médicales tout en blâmant son usage domestique, tandis que les écrivains et les poètes
vantèrent les vertus de sa poudre et de sa fumée tout en rejetant bien bas les prescriptions
officinales; ce fut un cataclisme terrible qui ense-
velit des réputations pour en faire surnager d'autres, et qui détruisit des partisans exaltés pour
enrichir d'adroits diplomates. Il faudrait bien du
temps pour rassembler les prétentieuses et systé-
matiques doctrines des uns, ainsi que les déclamations partiales et passionnées des autres; pour
passer en revue et discuter toutes les savantes et
risibles propositions; et se livrer, sans espoir de
résultat, à des méditations écrasantes, au souvenir d'arrêts irréfragables d'exclusion, au souvenir des luttes de l'école, au souvenir de l'hypo-
crisie et des déprédations subreptices du pouvoir,
dans un temps où les abbés musqués et les seigneurs libertins faisaient payer leur tabac au peuple
tout en riant des travaux de la Faculté.

On ne peut s'imaginer combien le tabac est ou
dangereux ou nécessaire, d'après les livres spéciaux

des 17ᵉ et 18ᵉ siècles ; on ne peut s'imaginer le nombre de médecins qui ont disserté sur ses vices et ses vertus : Wesbery, Gohorri, Schulze, Godfred, Gotthilf, Hygeine, Neandri, Braun, Contagi, Simon Paul, Raphaël Thorius, Lesus, Mahus, Gille Everhard, Serhover, Charles Etienne, Jean Libaldus, Victor Pallu, Barustein, Marradon, Scriverius, Lauremberg, Altedius, Ferrant, Vitalioni, Baillard, Kruger Ruch'oz, etc... Si nous ne perdions haleine, nous ferions comme le médecin allemand qui a gardé cent noms et cent titres à écrire, comme trophée, sur une feuille de nicotiane.

Les uns en faisaient un médicament froid, les autres chaud ; ceux-ci le tempéraient par des drogues *refrigérantes* ; les autres corrigeaient sa froideur avec des aromates. On l'accommodait de mille manières, on le mettait à toutes sauces, chaque jour amenait une nouvelle découverte. Tel le devait prendre à jeun après avoir craché et s'être mouché un certain nombre de fois ; tel autre ne devait s'en servir qu'après avoir mangé. Celui-ci ne devait en user que le soir, celui-là le matin. Que de cures merveilleuses produites par son usage ; que de morts déplorables produites par son abus !

Nous ne parcourrons point toutes ces pompeuses dissertations qui remplirent l'époque séparant la publication de la Tabacologie de Simon Paul, contre l'usage immodéré du tabac, tabacologie mise au jour à la sollicitation de Christian IV, roi de Danemarck, et l'histoire si connue arrivée à Fagon, le médecin de Louis XIV. Nous devons pourtant rétablir cette histoire telle qu'elle s'est passée pour sauver du ridicule un homme digne comme Fagon. Il devait présider la thèse de Claude Berger, Parisien, bachelier en médecine, intitulée : *An ex tabaci usu frequenti vitæ summa brevior?* Mais ne pouvant s'y trouver, il pria un autre médecin de présider à sa place ; celui-ci, parfaitement d'accord avec Fagon, parfaitement d'accord avec le candidat, enchérissait sur les réponses du soutenant. Les preneurs de tabac devaient craindre pour leur existence ; les vendeurs et les fermiers devaient trembler pour leurs boutiques et leurs fermes ; car il était parfaitement démontré que l'usage du tabac abrégeait la vie. Une circonstance singulière fit mentir la théorie à la pratique, et les assistants purent se convaincre du peu de persuasion intime de l'examinateur ; car durant tout le temps de l'acte, comme disait Valmont de Bomare, son nez ne fut pas d'accord avec sa langue ; il ne cessa de priser

De nos jours la question n'est plus débattue parce qu'elle semble décidée.

Est-il besoin de citer la haine des pouvoirs? Les coups terribles qui ont frappé le tabac ne peuvent que faire ressortir sa puissance d'action, puissance qui a brisé les actes de proscription dressés contre lui. Ainsi le grand duc de Moscovie, Michel Frederowits, ayant eu sa capitale (dont les maisons n'étaient du reste bâties qu'en bois) presque entièrement brûlée par l'imprudence d'une sentinelle qui s'était endormie avec sa pipe allumée, fit défendre l'usage du tabac dans ses états, sous peine, premièrement de recevoir la bastonnade, ensuite d'avoir le nez coupé, enfin de perdre la vie.

Amurat IV, empereur des Turcs, persuadé que le tabac devait être abhorré des véritables mahométans, autant que le vin, puisqu'il produisait le même effet, avait découvert un rafinement de cruauté : poursuivi jusque dans son sommeil par sa haine contre le tabac, il faisait sa ronde toutes les nuits, et lorsqu'il découvrait un fumeur, il ne lui accordait la pendaison qu'après lui avoir fait passer le tuyau de la pipe qui lui avait servi à travers le nez. Il est inutile de dire que le poignard de l'exécuteur ouvrait d'abord le passage.

Les autocrates orientaux s'étaient sans doute donné le mot pour le genre de châtiment à infliger aux priseurs ou fumeurs. Scach-Sophi, fils de Mirsa, et Scach-Abas, rois de Perse, firent aussi couper des nez, des langues et des oreilles, avant d'ôter la vie. On concevrait qu'un roi féroce comme un roi de Perse s'en prît au nez et à la langue, s'imaginant punir les parties peccantes ; mais les oreilles !

Jacques Ier d'Angleterre, vous savez ce Stuart qui, se croyant roi de droit divin, se faisait traiter du nom de *sacrée majesté*, et qui échappa si heureusement aux trente-six barils de poudre ; eh bien, il ne se contenta pas de poursuivre le tabac de son autorité royale, il le poursuivit encore de ses écrits ; trouvant dans son cabinet plus d'énergie qu'à la tête d'une armée, il fit un livre intitulé *Misocapnos*, qui, il faut l'avouer, n'est pas sans présenter quelques passages aussi vigoureux de style que poétiques de pensée (1); mais toute sa

(1) Nous ne pouvons résister à la tentation de citer cette pompeuse exhortation aux Anglais : « Tandem igitur, ô cives ! quis pudor ! rem insanam abjicite, ortam ex ignominiâ, indè et ira numidis accenditur, corporis atteritur, res familiaris corroditur ; dignitas gentis senescit domi, vilescit foris : rem visu turpem, olfactu insuavem, cerebro noxiam, pulmonibus damnosam, et si dicere liceat, atri fumi nebulis tartareos vapores proximè representantem. »

morgue pédantesque ne servit à rien ; aussi disait-il à son parlement : *Je vous ai joué de la flûte, et vous n'avez point dansé ; je vous ai chanté des lamentations, et vous n'avez point été attendris !*

L'église fulmina aussi : en 1604, Urbain VIII publia une bulle qui excommuniait tous ceux qui prisaient dans les églises : les successeurs de ce pape, soit qu'ils jugeassent la chose excusable, soit qu'ils eussent craint de s'excommunier eux-mêmes, devinrent plus tolérants. Le seul Clément XI le défendit dans l'église de Saint-Pierre ; mais comme il ne fut point parlé dans sa bulle ni du vestibule de cette église, ni des autres églises, on a pris ce silence pour une permission tacite ; on a même été jusqu'à penser que c'était une révocation de la bulle d'Urbain VIII (1).

Voici pour la vie privée un exemple de haine vouée au tabac : l'Anglais Peter Columbell, de

(1) A ce propos, un de nos amis, trop poète pour être assez chirurgien de marine, nous a raconté que le dimanche, au Chili, tous les fidèles, hommes et femmes, assistant à la messe, se tiennent debout et fument ; qu'au moment de l'élévation, toutes les cigarettes s'éteignent, et chacun se prosterne ; qu'après l'élévation, la voûte retentit du choc des briquets, et les cigarettes se rallument. Nous ne l'affirmons que sur la parole du voyageur.

Darby près de Bakevell, qui vivait au commencement du dix-septième siècle, ne se contenta point durant sa vie de refuser chez lui tout accès au tabac, qu'il nommait, ainsi que dernièrement un de nos députés, *herbe sale et puante*, et de repousser quiconque s'en servait; il voulut encore, par une clause testamentaire expresse, que, dans aucune circonstance, comme sous aucun prétexte, ni son fils, ni ses héritiers ne fumassent ou prisassent. En cas de contravention, l'héritage devait être aussitôt entièrement restitué, ou sa valeur payée aux hopitaux d'après les estimations portées en l'inventaire par lui dressé et annexé à son testament.

De nos jours encore, dans le Valais, il n'est pas permis de fumer, sous peine de prison d'abord, et d'exclusion du canton ensuite, jusqu'à l'âge de 25 ans, à moins d'être marié. Qu'arrive-t-il? c'est que la majorité des jeunes gens s'expatrient volontairement quand ils ne veulent pas se marier trop jeunes.

Les impôts ont remplacé, dans la plupart des états, les vexations des rois et les déclamations creuses des pédants. En Transylvanie, on a été jusqu'à oublier les formes acceptables de contributions, et le gouvernement arrachait la fortune des

particuliers en s'emparant des terres sur lesquelles
on cultivait le tabac, et obligeait ceux qu'on surpre-
nait en usant, à payer depuis un jusqu'à deux
cents florins d'or (3 à 600 fr.). En Angleterre,
pour faciliter la perception des droits du fisc, le
Virginie fut, à certaine époque, seul permis ; le
canastre, et les autres espèces furent prohibées par
un édit public nommé *pig-dail* (by a act of parlia-
ment). En dépit de tous, la fraude s'en est mêlée, et
a fait un mal incalculable. Si en France les amen-
des et les confiscations ont été et sont encore inutiles, les mesures tyranniques du gouvernement
britannique, telles qu'en certains cas le fouet et la
déportation, n'ont pas mieux réussi.

Malgré toutes les oppositions, le tabac a été reconnu une utilité publique, sans doute, puisqu'il a
conquis le monde ; les anciens poètes grecs préten-
daient que Bacchus, c'est-à-dire le vin, avait subjugué les Indes ; les conquêtes du vin ne sont rien en
comparaison de celles du tabac ; on le cultive sous
toutes les latitudes ; il plaît au Nègre, au Hottentot,
au Samoïède de la Nouvelle-Hollande ; chez les peuples soi-disant civilisés, il a plus de vogue que le
café, le thé, l'eau-de-vie, etc. Le blé n'est pas si
répandu que lui sur le globe.

« La nature des besoins de la société, a dit J.-B. Say, détermine à chaque époque, et selon les circonstances, une demande plus ou moins vive de tels ou tels produits...... La nature des produits se conforme aux besoins de la société ; ces besoins sont d'autant plus étendus que la production est plus grande. » Cette considération d'un mouvement si rapide dans la transition d'une époque à une autre, emportant des besoins tout nouveaux à satisfaire, trouverait un résultat problématique tout établi dans l'histoire du commerce, si elle ne trouvait un compte satisfaisant dans la raison humaine. Ce mouvement n'est pas plus un symptôme de pénurie nationale que de déchéance.» Citons encore J.-B. Say : «Créer des objets qui ont une utilité quelconque, c'est créer des richesses, puisque l'utilité de ces choses est le premier fondement de leur valeur, et que leur valeur est de la richesse. »

En fait, les choses futiles entraînent-elles d'aussi longs débats. Il en est de même des questions humanitaires de la plus haute importance ; reconnues spécieuses dans leurs principes, elles meurent sous le poids de solutions justes et accablantes, après que la vindicte publique a prononcé le jugement ; mais si les principes sont raisonnables et vrais, tôt ou tard ils se font jour, et restent d'autant plus triomphants qu'ils ont plus trouvé d'ennemis. Les partisans du libre usage du tabac, opprimés dans leurs affections par l'arbitraire des rois et des sophistes, n'ont-ils pas ri des logomachies des sophistes, et annihilé par leur patiente volonté une partie des lois de l'arbitraire? Plus l'opposition est grande, plus le triomphe est grand. Les noms du Tasse, de Servantes, de Thomas Morus, de Descartes, etc., sont restés d'autant plus sacrés dans la mémoire des hommes qu'ils ont été proscrits. Une bonne action, un trait de courage et de génie semblent plus sublimes par un infime, chétif et méprisé, mais grand de cœur, que par un homme de crédit et comblé de biens, mais vil de cœur. De même que la vertu est facile quand on n'a pas besoin du vice, de même, il n'y a pas de mérite à bien agir, quand le désir n'est pas en lutte avec une autorité supérieure.

L'envahissement général du tabac dans les coutumes des peuples paraîtrait-il un fait extraordinaire, si cet envahissement n'avait trouvé des digues? On parle peu d'un acquit de territoire par une armée, quand cette armée n'a trouvé ni opposition, ni bataille à décider. L'introduction chez nous du café, du thé, de l'opium, substances bien utiles pourtant, n'est pas un événement si remar-

quable que l'introduction du tabac, par cela seul
que le café, le thé, l'opium, y sont entrés de plain-
pied, sans conteste, au milieu des ballots de nos
denrées, sans qu'une seule voix se soit élevée pour
les en chasser; et que le tabac, lui, percé de mille
traits de haine et de dégoût, mais insinuant et
subtil comme sa fumée, fort de son mérite et de
ses vertus, tantôt choyé, tantôt honni, est entré
au milieu des verdicts d'interdiction et des exécu-
tions de ses partisans; histoire qui rappelle aussi
bien une martyrologie religieuse que les disputes
de Vadius et Trissotin; événement triste et gai,
capricieux dans ses détails, capricieux comme une
lutte corps à corps, où le destin joue un rôle de
transfiguration et d'alternative; événement tantôt
grave, comme un démêlé d'intérêts de province,
tantôt jovial et badin comme les discussions de
nos anciens docteurs; tantôt Schakespeare, tantôt
Bobêche; péripétie d'un combat de sophistes et
de bourreaux, armés des armes d'une fanatique
inquisition ou des armes du ridicule, armes aussi
terribles les unes que les autres, mais qui se sont
brisées dans les mains d'une volonté générale, en
attendant que les armes des rois, jaloux des jouissances du peuple, et qui mesurent leur cupidité
fiscale au besoin de tous, se brisent dans les
mêmes mains

CHAPITRE II.

—

Considérations relatives au commerce.

> Tout moyen de faire recette paraissait
> bon, parce que les besoins de la cour
> étaient immenses; et jamais, sauf de rares
> exceptions, les ministres qui instituaient
> de nouvelles taxes ne se proposaient autre
> chose que de procurer au trésor du roi
> une recette plus considérable.
>
> (Courcelle-Seneuil.)

Nous donnons dans ce chapitre un aperçu d'histoire
naturelle, d'agriculture, d'industrie manufacturière, des
moyens de débit, des réglements du fisc et d'histoire commerciale du tabac. Quelque étendues que soient ces questions, nous n'avons reculé devant aucune des difficultés de

développement. Tout en ne nous appesantissant que légèrement sur les menus détails, nous avons cru nécessaire
d'embrasser, dans un même tableau, toutes les transformations qu'a à subir notre plante, depuis sa naissance jusqu'au moment de sa consommation ; nous l'avons cru nécessaire pour la compréhension du sujet, l'entière connaissance
de la vie passée et présente du tabac, comme modificateur
des tendances naturelles des peuples, et pour son importance en matière d'économie politique. Enfin nous n'avons
point cherché à soustraire notre jugement au sujet épineux
et délicat du monopole, parce que nous pensons que la presse
est faite pour exprimer les pensées et non les déguiser.

BOTANIQUE.

Le tabac, qui fit partie des infundibuliformes de Tournefort et de la pentandrie monogyne de Linné, est de la famille des solanées d'après Jussieu ; une famille dont toutes les plantes ont l'aspect triste, ce qui doit en faire suspecter l'emploi ; et, en effet, il peut être dangereux.

C'est un fait d'observation curieux, intéressant, à considérations inépuisables, que le résultat des impressions produites par la vue d'une plante, serait-elle inconnue ; un fait qui doit se prêter aux mêmes explications que la sympathie et l'antipathie pour certaines choses, pour certains êtres ; dans lequel on doit trouver les mêmes raisons que dans le fait de l'appétition naturelle pour certains mets, qui, en l'état de santé, ne nuisent jamais, par ce motif que la vue en est flattée, et la répulsion pour d'autres, qui nous seraient nuisibles, parce que la vue seule suffit pour dégoûter. Effet des sens et des perceptions intérieures, semblable à celui qu'on éprouve au contact d'un homme avec lequel on désire tout d'abord se lier d'amitié, ou d'un homme dont l'aspect repousse, et qu'on commence à haïr la première fois qu'on le voit. Attractions et répulsions instinctives, spontanées, sans participation de la réflexion, mais le plus souvent aussi justes que si elles étaient raisonnées.

Si c'est par le mélange du rose pâle, du noir et du vert que la nicotiane produit ces impressions, il serait curieux d'étudier les effets physiologiques des couleurs sur les sensations. Mais ces recherches dépendent de connaissances étrangères à notre sujet.

A part les résultats qu'a obtenus M. Koelreuter, pour se procurer des hybrides, le genre *nicotiana*, qui se prête du reste extrêmement à ces essais, offre une grande quantité d'espèces (1) ; on pourrait à la rigueur en compter une vingtaine de remarquables ; chaque pays peut en offrir ; nous ne citerons que la N. *major*, du Mexique ; la N. *paniculata*, du Pérou ; la N. *pusilla* ou *minima*, du Chili ; la N. *glutinosa*, du Pérou ; la N. *rustica*, d'Europe peut-être, pour sûr de toute l'Amérique ; la N. *fructicola*, de la Chine ; la N. *quadrivalvis*, du Missouri ; la N. *urens*, ou tabac brûlant, plante vivace de l'Amérique méridionale, qui porte des feuilles hérissées de poils très fins et piquants, causant de vives démangeaisons lorsqu'on y touche ; la N. *undulata*, de la Malmaison ; la N. *latifolia*, etc. Nous ne distinguerons point toutes ces espèces, mais nous croyons indispensable de donner les caractères du genre :

Racine annuelle, d'où s'élève une tige dressée, rameuse, cylindrique, haute de deux à cinq pieds, pubescente et visqueuse. Les feuilles sont alternes, très grandes, ovales, aiguës, rétrécies à la base, sessiles, pubescentes et légèrement visqueuses sur les deux faces, exhalant, ainsi que les autres

(1) Neuman assure que de son temps il y avait plus de 60 espèces de canastre : comme ce nom a été donné à des espèces préparées, les différences dépendaient sans doute des procédés de la préparation.

parties de la plante, une odeur vireuse très désagréable (elles ne prennent une odeur forte, piquante et agréable, pour les personnes accoutumées, qu'après avoir subi la fermentation); elles sont longues d'un pied et plus, larges de trois à six pouces. Les fleurs sont grandes, roses (celles du *rustique* sont vertes; du *quadrivalve*, blanc-bleuâtre), disposées en une sorte de panicule aux extrémités des rameaux. «Le calice est tubuleux, ventru, quinquefide, à divisions aiguës au sommet; la corolle est infundibuliforme, pubescente en dehors; son tube est cylindrique, deux fois plus long que le calice, évasé à son sommet; le limbe est étalé, comme étoilé, à cinq divisions peu profondes, larges et aiguës; les étamines sont au nombre de cinq, de la longueur du tube, insérées vers le milieu de sa hauteur; les filets sont tubulés, velus à leur partie inférieure; les anthères sont ovoïdes, obtuses, bifides inférieurement, à deux loges opposées, s'ouvrant par un sillon longitudinal. Le pistil se compose d'un ovaire ovoïde, aigu, tronqué à sa base, appliqué sur un disque hypogyne jaune, peu distinct, sinon par la couleur de la partie inférieure de l'ovaire : celui-ci est à deux loges, renfermant chacune un très grand nombre de petites ovules, recouvrant toute la surface de deux trophospermes très-saillants, convexes, attachés vers l'axe par un pédicule étroit. Le style est à peu près de la longueur des étamines; il est glabre et cylindrique, un peu élargi vers son sommet, qui supporte un stigmate aplati convexe, légèrement bilobé. Le fruit est une capsule ovoïde, un peu pointue, s'ouvrant naturellement en deux valves. Les graines sont très petites, irrégulièrement arrondies et rugueuses. (RICHARD.) »

Le tabac, plante annuelle dans nos climats, est vivace dans certaines contrées d'Amérique, entre autres la Floride et le Brésil.

CULTURE.

° Le tabac demande une terre riche, substantielle et meuble (1); la racine chevelue de la plante rend raison de ces exigences. Dans les départements de

(1) On peut voir les divers écrits sur la culture du tabac en Virginie et en Maryland, par Miller; en Hollande, par Jansen; en France, par Villeneuve, Decandole (*Dict. d'agr.*), l'abbé Rozier et M. le baron de Morognes (*Cours complet d'agr.*), etc.

la Haute-Garonne, du Lot, et de Lot-et-Garonne, on lui réserve ordinairement des terres d'alluvion ; dans ceux du Nord et du Bas-Rhin, celles de première qualité, ou ordinairement réservées à la culture du lin ou du chanvre.

Les terres trop grasses, et qui sont à la fois humides, ne conviennent pourtant pas mieux que lorsqu'elles sont trop sèches ; dans celles-ci, le tabac se trouve brûlé ou réduit à peu de chose ; dans celleslà, il pousse vigoureusement, il est vrai, mais il se dessèche difficilement, fermente longtemps, et conserve une âcreté qui le rend peu propre à être consommé en fumée. Entre les deux extrêmes se trouvent des qualités de terrains que connaissent bien les planteurs, et qui donnent des produits doux, délicats, faciles à préparer et à conserver.

Il faut, outre une température assez élevée qui favorise son accroissement, son élaboration et sa dessiccation, une terre à surface égale autant que possible, exposée méridionalement et protégée par des abris naturels ou artificiels, comme cela se pratique en Hollande, c'est-à-dire des haies d'aulnes et autres arbres, ou bien des brise-vents, contre les vents violents, les pluies froides, la grêle et les gelées blanches, si préjudiciables à la plante.

La semence de tabac est très fine, aussi un faible volume peut en couvrir un très grand espace; on doit préférer celle nouvellement récoltée, quoique l'expérience montre qu'elle puisse conserver long-temps sa faculté germinative (1).

Lorsque le plant, muni de trois ou quatre feuilles, a atteint la hauteur de deux à trois pouces, on l'arrache avec le plus de chevelu possible, en temps favorable, c'est-à-dire d'imminence de pluie qui évite l'arrosement, et on le transporte dans le champ qui doit le recevoir. La distance à établir entre les plants est relative à la fertilité du sol; pourtant, en général, il est favorable de les disposer en lignes parallèles séparées d'un mètre en longueur et en largeur (2).

A mesure que le champ se couvre de plantes nuisibles, il est essentiel de les détruire; on se

(1) Nous ignorons le nom du patient qui, n'ayant rien de mieux à faire sans doute qu'à compter les graines d'une tige de tabac, en a trouvé 560,000. Partant de là, des mathématiciens ont calculé que, si chaque semence profitait ainsi que celles qui en proviendraient, la surface de la terre suffirait à peine pour contenir tous les plants de tabac en végétation à la quatrième année.

(2) C'est la distance voulue du reste par les arrêtés réglementaires.

sert pour cela de petites *houes*, ou mieux du *sar-cloir à cheval,* ce qui économise beaucoup les frais.

Lorsque le plant a atteint la hauteur de un à deux pieds, et avant l'apparition de la fleur, il faut l'étêter avec une serpette, afin qu'en diminuant le nombre des feuilles, le reflux de la sève donne à celles qui restent plus d'ampleur, de vigueur et de qualité; il n'est pas inutile aussi de retrancher les bourgeons axillaires à mesure qu'ils se forment.

La récolte commence environ 40 jours après la transplantation, dès que les feuilles prennent une nuance jaunâtre, penchent vers la terre, exhalent une odeur plus forte et perdent de leur moelleux. On sépare d'abord les classes; on commence par le bas : ce sont les feuilles de troisième qualité, et que les cultivateurs appellent *rouille,* à cause des taches dont elles sont empreintes; les moyennes viennent ensuite. Les supérieures, qui fournissent la première qualité, ne se récoltent ordinairement qu'à l'approche des premières gelées blanches.

On transporte alors les feuilles aux séchoirs (1),

(1) Il y a peu de séchoirs en France ; les propriétaires se servent de greniers ou de hangars.

qui doivent être couverts et très aérés ; on les amon-
cèle, afin de faire développer un commencement
de fermentation qui les prive d'une partie de leur
eau de végétation ; puis on procède au *tirage* et à
l'*époulardage* : le tirage consiste à séparer en second
lieu les diverses qualités ; l'époulardage, à nettoyer
les feuilles avariées qui pourraient communiquer
aux autres une mauvaise odeur ; puis on les enfile
par liasses et on les suspend pour compléter leur
dessiccation ; après, on les détache par un temps
humide qui les empêche de se réduire en poussière,
et on les encaisse pour être livrées à la fabrication.

Les frais de culture varient selon les pays et les
qualités du sol. En calculant toutes les dépenses
qui s'y rattachent, c'est-à-dire, loyer, labour, fumier, menue main-d'œuvre, dessiccation et préparation des produits, jusqu'au moment où ils sont
livrés à la régie, on trouve dans le Nord que la
dépense par hectare s'élève jusqu'à 1,904 francs,
et dans le Lot qu'elle descend jusqu'à 129 francs.
La moyenne pour tous les départements paraît être
de 600 fr. environ ; la moyenne de la quantité en
poids de feuilles desséchées et récoltées est de 1,500
kilogrammes par hectare (1).

(1) On sent que les résultats de quantité et qualité varient
de département à département, de commune à commune, de

La culture épuise le sol ; mais elle lui est indirectement favorable, en ce sens qu'elle donne lieu à des travaux extraordinaires, à des engrais et des amendements continuels (1). Cette plante semble, en outre, faciliter la destruction de toutes celles qui nuiraient aux cultures qui lui succèdent. Donc, il est avantageux pour le cultivateur de faire alterner les semences dans une terre qui doit infailliblement lui donner des produits superbes après de profonds et multipliés labours, des sarclages et des houages rigoureux ; l'alternage est encore, en raison des lois reconnues de la physiologie végétale, une condition de non appauvrissement (2) ; les terres du Pas-de-

planteur à planteur, suivant que le terrain convient plus ou moins, suivant les accidents des saisons et les frais qui sont faits pour soigner la plante.

(1) Dans la Caramanie déserte et vers le golfe Persique, le tabac n'exige pas d'autre fumier que la cendre des tiges qu'on brûle.

(2) Deux plantes réussiront l'une à côté de l'autre, ou l'une après l'autre, si, pour se développer, elles n'exigent pas les mêmes principes, ou si les stades de leur accroissement, de la floraison et de la fructification sont assez éloignés.

Ainsi, dans un terroir riche en potasse, on peut cultiver avec avantage le froment après le tabac, car celui-ci n'exige pas de phosphate, comme le froment, mais seulement des alcalis et des substances azotées. D'après l'analyse de

Calais et du Lot, consacrées à la culture du tabac, paraissent seules avoir le privilége de pouvoir indé-finiment en recevoir sans qu'elles soient sensible-ment détériorées.

Il n'existe guère de différence entre la valeur vénale de deux terres de situation et de qualités analogues, dont une seule est cultivée en tabac. Pourtant c'est un incontestable avantage pour la contrée et les particuliers qui sont admis à y parti-ciper ; voilà ce qui diminue l'importance de cet avantage : d'une végétation fougueuse, le tabac est par cela même une plante extrêmement fragile ; tant qu'il est sur pied, il reste exposé aux atteintes

MM. Posselt et Reimann, 1,000 parties de feuilles de tabac ren-ferment 16 p. de phosphate de chaux, 8,8 de silice et point de magnésie ; tandis qu'une même quantité de paille de fro-ment contient 47,5 p., et que la même quantité de froment renferme 69,45 de phosphates (Saussure). Si l'on admet que les graines de froment pèsent moitié autant que la paille, les phosphates qui seront enlevés au sol par des poids égaux de froment et de tabac seront comme 97,7 : 16. C'est là une différence fort grande. Les racines du tabac s'emparent, tout aussi bien que celles du froment, des phosphates contenus dans le sol ; cependant le tabac les lui rend, parce qu'ils ne sont pas indispensables à son développement. (J. Liebig. *Chimie organique appliquée à la physiologie végétale et à l'agricul-ture.*)

de toutes les intempéries de l'atmosphère ; coupé, il est susceptible de *s'échauffer* dans le transport du champ au séchoir avant d'être mis à la *pente ;* là, s'il reste trop longtemps humide, il pourrit ; s'il sèche trop vite, il se pulvérise.

Les produits de cette culture sont donc extrêmement précaires, et l'on affirme qu'elle ne réussit, en général, qu'une année sur cinq. Mais ce qui surtout s'oppose à ce que les terres cultivées en tabac acquièrent une valeur marquée, c'est que cette culture, dans l'état actuel des choses, ne peut jamais être que l'effet d'une concession annuelle de l'administration, et que rien ne garantit et ne saurait garantir à celui qui plante du tabac une année qu'il restera planteur l'année suivante.

D'un autre côté, si nombre de planteurs y ont volontairement renoncé, ce n'est pas seulement par la raison des chances de perte (1), mais aussi à cause des bas prix auxquels on fixe leurs productions,

(1) En prenant la moyenne de dix années de produit net de terre cultivée en tabac et d'une même quantité de terre cultivée en céréales, il n'y a pas de perte pour le tabac, il y a même balance en sa faveur ; mais cette balance ne peut compenser les chances de sécheresse et de grêle, d'incertitude du classement des plantes, et de tous les désagréments de cette culture sous le régime exclusif.

de la répugnance qu'ils ont de se livrer à la fraude,
de l'arbitraire et des vexations des employés du
monopole, ainsi que des injustices multipliées
faites lors des classements de la livraison.

La fraude sur lieu se réduit à peu de chose ; les
feuilles soustraites ne sont consacrées généralement
qu'à la consommation de quelques planteurs ou de
leurs pauvres gardiens priseurs ou fumeurs. Com--
ment la fraude pourrait-elle être considérable,
lorsque, chaque année, les employés de la régie
font une première vérification pour constater le
nombre de pieds de tabac qu'à plantés chaque cultivateur, puis une seconde qui a pour but le comp-
tage et l'inventaire des feuilles que celui-ci doit livrer à la régie, et dont il est responsable? S'il arrive que les employés se trompent et portent moins
de feuilles à l'inventaire qu'il n'en existe réellement, ces excédants, qui pourraient être soustraits,
sont presque constamment versés dans les magasins
de la régie.

Si le planteur avait la faculté d'établir autant de
plants et de leur laisser autant de feuilles qu'il lui
conviendrait, il retirerait probablement une plus
grande quantité de produits, ou du moins il joui-
rait, en plus que sous le régime actuel, des feuilles

non marchandes appelées *savonnettes,* que la régie condamné au feu.

Quant aux cultures clandestines, quelque sévères que soient les mesures prises, il paraît impossible de les extirper (1), à moins d'une baisse considérable de prix ; il est évident que le même moyen, outre la cessation de dommage fait au consommateur, rendrait facile l'exportation de nos tabacs à l'étranger. La liberté de culture peut seule, en améliorant le produit, amélioration causée par la concurrence, favoriser l'écoulement de l'excédant de consommation de la France, écoulement qui se ferait dans tous les états méridionaux d'Europe, et étendrait ainsi l'avantage de nos échanges avec eux (2).

(1) Il existe une continuelle tendance à planter frauduleusement ; plusieurs fois le sang a coulé dans les rixes auxquelles la destruction de ces plantations a donné lieu, notamment à la suite des événements politiques de 1814, 1815 et 1830.

« Les chocs révolutionnaires ne sont point, comme quelques personnes semblent le croire, occasionnés par le libre développement des idées ; ils ont toujours été au contraire le produit inévitable des vains obstacles qu'on lui oppose imprudemment ; du défaut d'accord entre la marche des affaires et celle de l'opinion, entre les institutions sociales et l'état des esprits. CABANIS. »

(2) Nos planteurs ne peuvent pas descendre à un prix assez

L'administration des tabacs demande, au mois d'octobre de chaque année, l'approvisionnement qui lui est nécessaire sur la récolte suivante, à chacun des six départements (1) dans lesquels la culture est autorisée. Les préfets fixent en conseil de préfecture, et suivant le mode prescrit par la loi, le nombre d'hectares jugé nécessaire pour fournir l'approvisionnement demandé, la répartition de cette quantité de terre entre les arrondissements de chaque département, entre les communes de chaque arrondissement et les interdictions à prononcer.

Les fixations arrêtées en ce qui concerne le nom-

bas pour trouver le placement hors de France ; si le Bas-Rhin seul vend à l'étranger une partie des tabacs qu'il récolte, c'est qu'il se trouve dans une position exceptionnelle, et que les prix de ses tabacs sont en général plus modiques que ceux des autres départements.

(1) L'autorisation de cultiver le tabac n'a point été accordée à d'autres départements que ceux du Nord, Pas-de-Calais, Bas-Rhin, Var, Bouches-du-Rhône, Lot, Lot-et-Garonne et Ille-et-Vilaine, indiqués par la loi du 28 avril 1816. Elle a été retirée en 1855 aux départements du Var et des Bouches-du-Rhône, parce qu'ils fournissaient des produits trop inférieurs, ou plutôt pour faire un pas dans une voie projetée de suppression de culture. La régie demande annuellement à la culture 10,000,000 kilogrammes, qui, à 64 fr. le quintal métrique, font 6,400.000 fr.

bre des pieds à planter par hectare, ne peuvent être obligatoires dans une limite trop étroite ; la loi et les dispositions réglementaires laissent aux planteurs la latitude d'un cinquième tant au-dessus qu'au-dessous de la quantité de pieds portés dans leurs permis. Les planteurs sont obligés d'apporter tous les tabacs qu'ils ont récoltés aux magasins de la régie. Là, les experts prélèvent sur l'ensemble des récoltes, et pour chaque classe de tabacs marchands et non marchands, les qualités dont l'administration veut prendre livraison. Les nominations d'experts sont faites arbitrairement par les préfets. Avant 1835, ces nominations se faisaient en conseil de préfecture, et en présence de deux des principaux planteurs ; mais, à cette époque, l'administration, si chatouilleuse en matière d'intérêt, soupçonna que des experts nommés ainsi pouvaient être influencés par les cultivateurs, et faire hausser les prix en remontant les qualités d'une classe à une autre. Depuis, les préfets nomment les experts d'office.

La culture du tabac, en ce qui concerne l'approvisionnement des manufactures royales, reste donc nécessairement subordonnée aux besoins de ces manufactures. S'il existe des fabriques clandestines ce n'est guère que pour le tabac à fumer, en raison de la simplicité des apprêts et des procédés ; dans tous les cas, celui-ci ne sert qu'à la consommation particulière de ceux qui se livrent à cette fraude.

Le service de surveillance de la culture assure l'exécution des réglements arrêtés , vérifie si les semis, et les plantations faites en vertu de permis remplissent les conditions voulues, et n'excèdent pas les limites prescrites (1), a pour but la recherche des plantations non autorisées , et d'en assurer la destruction, de compter, recompter, brûler, arrêter, se battre, etc., etc., à l'époque des inventaires. On adjoint des auxiliaires aux cent quatre-vingt-cinq agents commissionnés à cet effet ; nous ne parlons pas des brigades d'employés ordinaires et extraordinaires attachés à l'administration des contributions indirectes, des gardes-champêtres, forestiers et autres, tous concourant au besoin à la répression de la fraude et du colportage des tabacs.

(1) Expressions dont s'est servi l'administration dans ses réponses à la commission, session de 1836.

FABRICATION.

Après avoir choisi les feuilles qui lui conviennent, brûlé celles qui ne lui conviennent pas, la régie paye, au prix qu'elle veut à peu près, le tabac des planteurs, et le fait ensuite transporter dans les manufactures. Dès lors, il n'est racheté par les citoyens consommateurs qu'avec de fortes sommes.

La régie exploite dix manufactures en France (1); les tabacs indigènes sont préalablement déposés dans des magasins situés autant que possible au centre des pays de production; là, ils reçoivent des manutentions indispensables à leur dessiccation et au développement de leurs qualités. Ces soins durent ordinairement six mois; les tabacs sont ensuite emballés et disposés de manière à pouvoir être expédiés suivant les besoins des fabrications, et d'après les ordres que donne l'administration. Les tabacs exotiques sont aussi, avant les demandes de l'ad-

(1) Elles sont placées dans les villes de Paris, Strasbourg, Lille, Le Hâvre, Morlaix, Bordeaux, Tonneins, Toulouse, Lyon et Marseille.

ministration , déposés dans des magasins annexés aux manufactures des ports du Hâvre et de Bordeaux.

Chaque manufacture approvisionne les départements qui l'avoisinent, délimités pour chacune d'elles, selon une circonscription établie. Toutes les manufactures fabriquent les tabacs ordinaires à priser et à fumer, excepté celle de Marseille, qui ne fabrique que des cigares; celles de Morlaix et de Tonneins ont seules le privilége de la fabrication des tabacs en carottes; celles de Lille et de Strasbourg fabriquent aussi des tabacs à priser et à fumer d'un prix inférieur, connus sous le nom de tabac de *cantine*. Ces tabacs sont fabriqués avec des tabacs indigènes, en grande partie de qualité non marchande, et dont la différence de prix est assez considérable pour offrir à la contrebande des bénéfices supérieurs aux chances de saisie et de poursuites judiciaires, et lutter ainsi contre l'introduction du tabac étranger; mais loin de là, ces produits mêmes de la régie deviennent l'objet et l'aliment d'une deuxième contrebande sur des lignes de l'intérieur situées près du grand cordon de la douane; lignes qui, sans défense et ouvertes de toutes parts, entretiennent la fraude, c'est-à-dire la démoralisation chez la trop considérable partie du peuple qu'un tel métier rend apte à tous les désordres. Nous ne parlons pas de l'injustice criante de l'administration qui favorise en France certaines contrées au détriment des autres, en y faisant vendre un tabac moitié moins cher que le tabac ordinaire (1).

Les dépenses de l'administration pour tous ces établissements s'élèvent à 449,380 fr.

Toutes les manufactures emploient les mêmes procédés; il entre de vingt-cinq à trente pour cent

(1) On évalue à près de trois millions de kilogrammes le tabac étranger entré en France par la contrebande; certaines contrées limitrophes n'usent à proprement parler que de celui-ci; dans l'arrondissement d'Abbeville, cette introduction équivaut aux dix onzièmes de la consommation; on sait que cette introduction se fait par de bons marcheurs ou des chiens dressés à cela; les fraudeurs s'échelonnent et font ensuite filtrer le tabac dans l'intérieur, même jusqu'à Paris, où ils ont des agents intéressés. Une ordonnance royale du 2 février 1826 a fixé la délimitation des différentes lignes où doivent être vendus les tabacs à prix réduits. Cette délimitation a été modifiée par deux autres ordonnances en date du 24 août 1830 et 17 janvier 1834. Les lignes s'étendent sur les départements ci-après : Nord, Pas-de-Calais, Moselle, Bas-Rhin, Haut-Rhin, Ardennes, Doubs, Aisne, Meuse, Meurthe, Vosges, Haute-Saône, Jura, Somme et Ain.

de feuilles exotiques (1) dans le mélange fait à la fabrication de notre tabac ordinaire français. Après avoir fait fermenter les feuilles en les imbibant avec une dissolution de sel marin (5 kilog. sur 25 d'eau), et les arrosant par intervalle avec du sirop de mélasse ou du suc de prune (2), elles sont livrées à une opération qu'on apelle *écotage*, et qui consiste à leur enlever, sans les déchirer, la côte moyenne. Nous ne pouvons déterminer les proportions des sauces (eau de chaux, eau salée, eau-de-vie, etc.) employées par la régie. Nous ne connaissons point les dispositions réglementaires ; à cet égard, l'ancienne ferme générale, n'a jamais suivi aucune règle, contre l'avis du célèbre et malheureux Lavoisier, qui périt avec ses collègues sous le vain prétexte qu'ils avaient fraudé, falsifié, empoisonné le tabac.

(1) Virginie, Maryland, Kentucky, James-Rivers, Werwick, Amersfort (Hollande), Canastre, Cuba, Porto-Rico, etc. Ces diverses espèces sont en général d'un goût plus délicat, plus fin, plus aromatisé, plus favorable à l'usage des classes opulentes ; nos tabacs indigènes présentent une saveur plus stimulante, plus active, et plus recherchée de la masse des consommateurs.

(2) Le mouillage rachète à peu près le déchet produit par la dessiccation ; le mouillage élève le poids des feuilles à 30 et 40 pour 0/0.

On ne peut mettre en doute la nocuité de certains ingrédients que la cupidité peut y ajouter; entre autres, le sel ammoniac, les sels de soude et de potasse, et divers caustiques, pour rendre de la saveur et de la force aux tabacs usés ou de faibles qualités; la couperose, la noix de galle, et autres teintures, pour les colorer; la terre d'ombre, l'ocre, et des poudres de matières végétales grossières, pour leur donner du poids. Ces substances peuvent occasionner, pour le tabac à priser, des ulcérations de la muqueuse nasale; pour celui à fumer ou chiquer, des engorgements de gencives. Le collége de médecine de Saint-Pétersbourg reconnut en 1803 un tabac vert falsifié avec de la cendre, et d'une telle causticité qu'il *rongeait la lame osseuse qui sépare les narines, et y engendrait la carie;* sur son rapport, la fabrication en fut défendue. Le *Journal de Pharmacie* (janvier 1815) donne comme empoisonnant infailliblement le tabac les substances suivantes : plomb ou oxide de plomb, de cuivre, d'antimoine, nitrate de potasse, opium, gomme-gutte, ellébore noir, sulfate de fer, d'alumine, et de potasse, et muriate de mercure. Collenbucsh a trouvé des tabacs qui contenaient de l'opium; il a observé que la fumée de ceux qui étaient falsifiés par le sulfate de fer, le bois de campêche, la noix de galle, produisait

des vomissements et l'enflure de la langue. La
gomme-gutte donne une couleur jaune au tabac,
la cévadille une couleur noire. Quelques fabricants
ont pu mêler de la terre de Cologne pour colorer
les côtes qu'ils employaient; introduire du bois de
sureau, de l'ambre, de la civette, de la muscade,
du girofle, de la vanille, de la cannelle, etc., pour
donner un arome au tabac ; d'autres du bois de
Brésil, du thé, du marc de café, des feuilles de
noyer, etc., pour le colorer ; colorations qui ne
flattent sans doute pas l'œil des Espagnols, qui y
mêlent au contraire une argile ferrugineuse d'un
jaune pâle et d'une finesse extrême pour en affai-
blir la couleur. Le cigare paraît être moins sujet à
la falsification.

Le tabac n'est pas la seule denrée dont la sophis-
tiquerie soit à craindre, et la police, dont la surveillance doit s'exercer avec exactitude et sévérité
sur cette matière, a l'incontestable mission des
inspections scrupuleuses, des visites fréquentes,
de sévères vérifications par analyses chimiques (1).

(1) Lorsqu'on jette du tabac sur des charbons ardents, il
se dilate ; la présence du chlorate de potasse le fait décrépiter
et détonner ; la flamme de la combustion est bleue, s'il y a du
soufre ; verte, s'il y a un sel de cuivre ; blanche, s'il y a du

Les dépenses d'employés surveillants se trouve-
raient restreintes plus qu'on ne le pense sous
un régime libre.

Chaque fabricant aurait intérêt à bien fabriquer
pour obtenir la préférence ; la concurrence pré-
viendrait les immixtions étrangères, le goût des
consommateurs ferait justice ; deux raisons mi-
litent en faveur de ce fait : la première, c'est que
le bas prix éloigne l'idée de mélanges frauduleux, en
grand nombre plus chers que le tabac lui-même ;
la seconde, qui est celle de l'expérience, c'est que
la salubrité des produits n'a jamais été l'objet

camphre. En brûlant, il perd de son odeur dans la flamme.
Pour faire l'analyse des tabacs sophistiqués,

> Prenez : tabac suspect, 32 grammes,
>
> acide nitrique, 8 grammes,
>
> eau 16 grammes.

Filtrez après avoir battu le magma ; jetez le résidu ; mettez un
vingtième de la liqueur dans à peu près sept fois son poids
d'eau distillée ; en traitant par le carbonate de potasse ou de
soude, vous aurez un précipité de la couleur du sel qui a
servi à la sophistication : le plus léger nuage est un indice de
culpabilité. Cette première expérimentation n'indique point
les sels solubles ; on peut, dans le doute, traiter encore par le
sulfate de baryte ou de strontiane, faire le lavage et continuer les expériences si familières aux manipulateurs pour reconnaître enfin les sels qu'on recherche.

d'aucune mesure dans les pays où le commerce du tabac se fait librement ; jamais il ne s'est élevé aucune plainte à ce sujet (1).

Pour l'expédier, on met dix ou douze feuilles dans une grande, ce qui fait des *manoques* ; lesquelles sont entassées ensuite dans des barils ou *boucauts*. Les manoques destinées à la râpe sont mises en *carottes*, pour la pipe en *rôles*, pour la chique en *torquettes*. On appelle rôle le tabac préalablement crispé au feu, roulé à la mécanique, de manière à en former une espèce de corde destinée à être coupée en lames minces ; les carottes sont des rôles plus courts qu'on presse fortement dans des moules de fer, et qu'on réduit en poudre au moyen de la râpe ou du moulin. Les torquettes, tabac bitord ou tordu, sont des cordons en forme de pelottes fortement imbibés de mélasse ou de

(1) Bien des plantes ont été proposées pour remplacer le tabac ; nous n'avons pas besoin de dire qu'aucune d'elles n'a réussi ; en général, la famille des solanées est celle qui pourrait avoir le plus de prétention. En thérapeutique, on emploie fréquemment les feuilles de belladone ou de stramonium de la même manière que le tabac à fumer ; mais l'excès est plus dangereux. Un médecin de Stokolm a vanté sous la même forme les feuilles sèches de pommes de terre. Pour celles à priser tout le monde connaît l'histoire de l'anti-tabac.

suc de pruneaux ; les *figues du Brésil* appartiennent à cette catégorie , ce sont des chicotins soumis à l'action d'une forte presse.

Les départements du Lot , du Nord , de Lot-et-Garonne et d'Ile-et-Vilaine fournissent des produits les plus favorables à la fabrication du tabac en poudre ; ceux du Pas-de-Calais et du Bas-Rhin à celle du Scaferlaty. Le Lot donne notre meilleur tabac indigène ; ses feuilles ont de la *gomme*, une *jolie couleur* et beaucoup de *corps ;* la sève en est anisée , et son arome pénétrant et agréable le rapproche le plus du *Virginie ;* l'arrondissement de Saint-Omer fournit des produits qui conviennent le mieux à la fabrication du tabac à fumer, et sont, pour cette destination , ce que sont les tabacs du Lot pour la fabrication du tabac en poudre (1).

Les frais de fabrication varient selon qu'on veut obtenir des scaferlaty, rôles , cigares , poudres , carottes , etc. Mais il est certain qu'un fabricant qui travaillerait pour son compte, fabriquerait à

(1) La régie destine, dans ses mélanges, certains tabacs étrangers à des emplois spéciaux; elle prend des tabacs de *Havane* pour la fabrication des cigares, de *Varrinas* et de *Levant* pour celle de tabac à fumer, de *Hollande* pour celle de carottes, etc.....

bien meilleur marché que la régie , parce qu'il sur-
veillerait lui-même sa fabrique avec beaucoup plus
de soin que cela ne peut avoir lieu dans les fabriques du monopole, et qu'il aurait de moins à
payer un nombreux état-major; pourtant sous un
régime libre, la fabrication emploierait dix fois
plus de bras que la régie, malgré la simplification
d'exécution par l'usage des presses mues par les
courants d'eau, les machines à vapeur, etc. Ce serait un point de satisfaction au besoin de profes-
sion pour un peuple qui s'augmente chaque jour,
et demande en proportion plus de travail et de
commerce, c'est-à-dire l'assurance de sa tranquil-
lité, de son repos et de son bien-être. On évalue les
dépenses de fabrication exclusive au triple de ce
que seraient celles du commerce libre ; on conçoit
dès lors que l'augmentation de travailleurs serait
le résultat d'une concurrence, d'une baisse de
prix et d'un progrès de consommation.

VENTE.

Nous avons en France 24,470 débitants répar-
tis dans toutes les communes du royaume, selon
l'importance de la population et de la consommation. Les cautionnements sont également fixés

en raison de la population : ils sont au minimum de 5o fr. pour les plus petites localités, et au maximum de 1,200 fr. pour les plus grandes villes ; à Paris, ils sont de 1,5oo fr. Leur montant total est de 7,5oo,ooo fr. A Paris, la vente du tabac est considérée comme une propriété à part du titre ; mais tout débitant qui veut cesser de l'être peut se démettre en faveur d'un acquéreur, pourvu que celui-ci apporte deux démissions ; c'est ainsi que, sans augmenter le nombre des bureaux, on a, à chaque mutation, le moyen de disposer d'un bureau en faveur d'une personne qui a des *titres à la bienveillance du gouvernement.*

Il se consomme en France environ 24 millions kilogrammes de tabac, c'est-à-dire 75o grammes par individu ; en Angleterre, la consommation est à peu de chose près la même que chez nous ; en Sardaigne, en Allemagne, en Prusse, elle s'élève à un kilogramme par habitant ; la quantité est chaque jour croissante ; Neker l'évaluait à un tiers de moins qu'elle n'est maintenant. Celle du tabac à fumer s'élève à un tiers en sus sur celle du tabac à priser.

Avant d'examiner la question du monopole, il n'est pas sans intérêt de jeter un coup-d'œil sur l'histoire commerciale de notre plante.

HISTOIRE COMMERCIALE.

Le tabac n'a été regardé comme un article de consommation qu'à dater du tarif de 1621 (1), où elle fut imposée à 40 sous du cent pesant. Ce droit fut porté à 7 livres en 1632, et subsista jusqu'en 1664, où le nouveau tarif général le porta à 4 livres pour le tabac de nos colonies françaises, et à 18 livres pour celui des pays étrangers.

La première ferme pour le privilége exclusif de sa vente et de sa distribution fut établie en 1674. Le prix du tabac des îles et du royaume fut à 20 sous en gros, et 25 sous en détail, celui de l'étranger au double. La faculté d'importation, restreinte en 1681 à certains ports, fut réservée au commerce, à charge d'acquitter les droits, et de vendre au fermier.

(1) Le gouvernement français sentit le premier le parti qu'il pouvait tirer de cette consommation ; c'est à Richelieu que nous devons l'invention fiscale.

En 1697, la ferme du tabac fut distraite du bail-général, et donnée à un particulier moyennant le prix de 150,000 livres, et à la charge de payer à la ferme générale une somme annuelle de 100,000 livres pour abonnement des droits d'entrée, de sortie et de circulation.

En 1714, le prix du bail, passé pour six années, fut fixé à deux millions de livres avec augmentation de 200,000 livres pour les 4 dernières années ; mais en 1718, la compagnie d'Occident s'en chargea sur le pied de 4,020,000 livres par année, sous la condition en outre de tirer de nos colonies les tabacs à fumer et à râper, et d'y en favoriser la culture. En même temps le prix du tabac de première qualité fut fixé à 40 sous en gros, et 50 sous en détail ; les autres qualités à proportion.

En 1719, la vente exclusive fut convertie en droits d'entrée considérables sur les tabacs de l'étranger, moindres sur ceux de nos colonies, et la culture et les plantations en furent interdites dans tout le royaume. Ces dispositions furent modifiées en 1720 ; mais les révolutions financières de 1721 firent rétablir la vente exclusive en faveur d'un fermier, qui s'engagea simplement à donner la préférence aux tabacs des colonies. Le prix du bail pour 9 années fut fixé à 1,500,000 livres la première année; 1,800,000 la seconde; 2,000,000 pour la troisième, et 5,000,000 pour les six autres, en outre des 100,000 livres réservées à la ferme générale en compensation de ses droits. Le fermier n'ayant plus qu'une obligation morale, cessa d'acheter le tabac de nos colonies, où la culture ne tarda pas à se perdre. Cependant son bail fut résilié, et la compagnie des Indes lui fut subrogée en 1723, moyennant une *avance considérable qu'elle fit au Roi*. Le prix du tabac fut fixé à 50 sous en gros, et à 60 sous en détail.

Enfin, en 1730, la vente exclusive des tabacs fut réunie à la ferme générale, moyennant 7,500,000 livres les quatre premières années, et 8,000,000 livres pour les suivantes. Elle n'en a plus été séparée qu'à la révolution. Le tabac ayant été assujéti aux quatre anciens sous pour livre et à une nouvelle augmentation en 1781, le prix, en 1789, était de 3 liv. 6 sous la livre en rôles ou carottes, et de 3 liv. 12 sous râpé. Les débitants le vendaient au prix de 4 liv. la livre.

Tout le royaume était assujéti à l'impôt du tabac, excepté la Flandre, l'Artois, le Hainaut, le Cambresis, la Franche-Comté, l'Alsace, le pays de

Gex, Bayonne et son territoire, et quelques parties
du Messin. Le bail rendait à l'état 30,500,000 liv.
tournois environ. La vente générale en 1789 a
été 7,366,760 kilogrammes, laissant à la ferme
un produit net de 37,562,004 livres tournois.
(D. L. Rodet, *Dict. du commerce et des marchandises.*)

Les achats de la ferme générale pouvaient être
annuellement de 10 à 12 mille quintaux, au prix'
de 20 livres le quintal. La culture se trouvait con-
centrée dans la province d'Alsace, qui y employait
au moins six mille arpents; Strasbourg qui en fabri-
quait les produits, tout en fournissant la Provence
et la Franche-Comté, exportait la plus grande
partie de ses tabacs.

Les produits de la culture de la Flandre et de
l'Artois étaient employés aux mélanges par les fabricants de Dunkerque, qui se livraient à la fabrication des tabacs de première qualité à priser.

Disons, en passant, que l'Allemagne, à cette époque, le cultivait dans le Palatinat et le pays de
Nuremberg ; la Suisse, dans quelques cantons, de
Berne, de Fribourg et dans le pays de Vaud ; que
le Palatinat versait ses produits dans les manufac-

tures de Cologne, Francfort et Offenback ; que
Nuremberg et la Suisse fabriquaient une partie
de leur tabac à fumer ; que les petits cultivateurs
d'Allemagne, de Suisse et d'Alsace livraient leurs
produits aux fabricants de Strasbourg, qui, tout
en gagnant des sommes énormes pour frais de
main-d'œuvre, fournissaient leur tabac à fumer au
prix de 8 à 10 sous la livre ; qu'Amsterdam, Ham-
bourg et Hesse fournissaient du tabac fabriqué
avec des feuilles de *Varinas, Maryland* et *Virginie,*
qui passait pour la meilleure qualité à fumer,
comme les manufactures de Dunkerque fournissaient la meilleure qualité à priser.

La régie et la ferme générale furent abolies en
1791, et le privilége de vente à prix fixe remplacé
par la liberté uniforme de fabrication, de vente et
de culture dans tout le royaume (1). Dunkerque

(1) C'est un fait trop important dans l'histoire du tabac
pour passer sous silence le texte de ce décret du 20 mars 1791,
sanctionné le 27 du même mois ; ce décret que nous devons à
des hommes éclairés et dignes, qui ont fait preuve si souvent
de fermeté, d'indépendance, de courage, de justice et de
nationalité.

L'Assemblée nationale décrète ce qui suit :

1° A compter de la promulgation du présent décret, il sera
libre à toute personne de cultiver, fabriquer et débiter du tabac dans le royaume.

et Strasbourg purent alors donner plus d'extension à leur commerce tant à l'intérieur qu'à l'extérieur de la France ; d'autres manufactures se multiplièrent pour établir une concurrence à celles nouvellement établies aussi en Hollande et en Allemagne.

Le droit d'importation de tabac étranger fut baissé à 12 livres en 1792 ; rétabli à 25 livres en germinal an v, et élevé en brumaire an vii à 66 fr. par 100 kilogrammes (seulement 44 fr. pour navire français). On créa à cette époque une taxe spéciale basée sur l'estimation, par les conseils municipaux, de la quantité à fabriquer par les manufactures dans le cours d'une année, et perçue par la régie de l'enregistrement. Il fut établi également, sous ce régime, des licences de fabricants, dont le mi-

2° L'importation du tabac étranger fabriqué continuera à être prohibée.

3° Il sera libre d'importer, par les ports qui seront désignés, du tabac étranger en feuille, moyennant une somme de vingt-cinq livres par quintal. Tout navire français qui importera directement du tabac d'Amérique ne sera assujéti qu'aux trois quarts du droit.

4° Le tabac en feuilles, provenant de l'étranger, pourra être mis en entrepôt dans les magasins de la régie qui seront destinés à cet usage, et réexporté à l'étranger sans payer aucun droit.

nimum fut, en 1803, à 1,000 francs, en 1809 à
2,000 francs, et en 1810 à 3,000 francs; le maximum à 10,000 fr.; et des licences de débitants, qui,
selon la population, varièrent de 6 francs à 100 fr.
Les impôts établis sur la fabrication et la vente,
perçus depuis l'an vii (1798 et 1799), jusques et
y compris 1809, ont donné pour ces onze années
un produit moyen de 8,978,719 francs.

LÉGISLATION ACTUELLE.

En vertu d'un décret du 29 décembre 1810, la
fabrication et la vente exclusive des tabacs ont été
attribuées à une régie. Depuis cette époque, les
bénéfices de cette exploitation se sont accrus sensiblement; les six premiers mois (1810 et 1811) ont
donné un produit net de 23,128,471 francs; les six
premiers mois de 1840, un produit de 46,091,000 ;
c'est-à-dire que, depuis 30 ans, la consommation
s'est doublée en France (1).

(1) Le ministère des finances, qui publie le résultat de l'é-
tat comparatif des recettes de l'exercice de chaque année dans

La législation concernant les tabacs peut établir trois divisions en Europe : 1° le régime de libre concurrence; 2° de régie par l'état; 3° de mise en ferme.

Dans la première série, nous rencontrons : Danemarck, Suède, Norwége, Hollande, Belgique, Bade, Wurtemberg, duché de Nassau, Saxe, Suisse (moins Valais) et Hongrie; là, culture, fabrication et vente jouissent d'une liberté absolue; Prusse et la Hesse électorale assujéties seulement à un droit de culture : et Angleterre, où la culture est absolument interdite, la fabrication et la vente soumises à de sévères et nombreuses formalités, restrictions et surveillances, et à un droit spécial de licence (1).

le *Moniteur*, a porté pour 1820, par exemple, 64,027,137 fr. de montant brut de la vente, mais le bénéfice réel n'était que de 42,219,604 fr. en raison des frais d'exploitation et d'emploi de matières premières. Les six premiers mois de 1838 ont donné 41,497,000 fr.; de 1839, 43,664,000; il est à présumer que cette année la somme des ventes et des recettes diverses s'élèvera à 93,000,000, sur lesquels il faudra rabattre à peu près 24,000,000 de frais; restera toujours 68 millions de bénéfice au trésor.

(1) Les Etats-Unis et les îles de l'Amérique du sud (Cuba, Porto-Rico, etc.) jouissent d'une entière liberté de concurrence.

Dans la seconde série : Espagne, Parme et Etats Sardes de terre ferme, il y a interdiction absolue de culture ; en France, Sardaigne, Etats-Romains et Autriche, la culture n'est que restreinte ; la vente et la fabrication sont interdites dans tous ces états à l'industrie particulière.

Dans la troisième, la fabrication, la vente et l'importation sont absolument interdites aux habitants ; la culture n'est interdite qu'en Toscane et en Portugal ; elle est libre en Pologne, restreinte à Naples ; dans le Valais (Suisse), la culture est permise à la ferme seule.

D'après cet aperçu, nous voyons qu'en ce qui regarde la législation des tabacs, douze gouvernements absolus satisfont un sentiment de liberté nationale, en dépit de notre gouvernement constitutionnel qui étouffe ce sentiment.

Car le monopole est odieux ; odieux, parce que sans lui l'industrie agricole et manufacturière de cette espèce de commerce prendrait de rapides accroissements ; odieux, parce qu'il est un abus choquant de la souveraineté, une violation du droit commun, une barrière qui sépare les intérêts du gouvernement des intérêts de la nation, une atteinte portée aux libertés, aux mœurs, au droit de propriété, enfin une institution anti-française. Et, n'en déplaise à la commission d'enquête sur les tabacs (session 1836), qui prétend que le régime de perception de cet impôt n'est point un droit contraire à la charte et aux principes de notre droit public, nous protesterons toujours contre ce droit exercé sous le contrôle des pouvoirs, parce qu'il est en faveur des intérêts privés du pouvoir, et non en faveur de l'intérêt général ; nous protesterons contre cette extension donnée au texte de la charte, parce que...... d'ailleurs, la charte n'a été rédigée ni acceptée par les délégués naturels du peuple français.

Arrière donc toutes les vaines paroles de flagorneries sophistiquées avec l'excrément analeptique de toutes les cupidités financières ; c'est une question qui touche d'un côté aux besoins, de l'autre à l'indépendance de la nation. Législateurs, avec votre régime infâme, vous rétrécissez le cercle des convenances, des nécessités et du travail du pauvre ; car vous diminuez ses jouissances, et vous rendez dans des mains déjà pleines la richesse stationnaire ; vous privez une immense quantité de malheureux des occupations que procurerait cette industrie ; vous les privez du gain de ces occu-

pations; vous les privez de jouissances qui leur re-
viennent; car les jouissances sont incompatibles
avec les infortunes. Les premières consoleraient
des dernières; avoir les unes, ce serait éloigner les
autres ; donc , en multipliant les besoins , les
jouissances, et les moyens qui les procurent, vous
éloigneriez la misère et toutes ses conséquences ;
celles-ci sont terribles! Mais vous voulez oublier
que les populations grandissent, que les générations poussent les générations, qu'avec cette pro-
gression croissante naissent et s'accumulent les besoins; vous voulez entendre crier le désespoir sur
tous les points de la société avant de regarder par
où pèchent vos vieux systèmes, qui, après nous
avoir étouffés, seront aussi cause de votre ruine ;
tout cela parce que le seul mot de *réforme* vous
cause des insomnies d'avare.

Néanmoins, pour poursuivre notre tâche, nous
allons examiner quelques-uns des avantages que
présenterait un système de liberté.

AVANTAGES DUN RÉGIME AUTRE QUE LE RÉGIME EXCLUSIF.

Pour la culture : l'amélioration des terres, résultat d'un nouveau moyen d'assolement; des productions meilleures de végétaux alimentaires ; une nouvelle ressource , ne fût-ce qu'en expectative, pour les cultivateurs , dans les temps d'avilissement du prix des céréales ; des essais tentés par des planteurs intelligents pour produire du tabac d'une qualité supérieure à celui qu'on obtient dans les localités privilégiées , où cette culture est souvent peu en rapport avec la nature du sol, essais qui finiraient par classer le terrain selon les qualités appropriées comme ils ont classé les vins ; le rétablissement de l'égalité des droits entre les propriétaires ruraux d'un même pays ; l'encouragement à de nouveaux défrichements et la suppression des jachères ; une concurrence entre les planteurs , qui les porterait à donner tous leurs soins à cette culture ; un progrès de civilisation et une amélioration de mœurs chez les populations agricoles , par l'aisance et par leur contact avec les classes plus instruites des planteurs, qui les fixeraient à leur pays par des liens puissants de bien-être; de nouveaux capitaux, par suite d'une double récolte; le moyen d'occuper des millions de bras et d'intelligences; le soulagement des femmes, des vieillards et des enfants par un nouveau travail, tant en hiver qu'en été, travail qu'exigent les diverses manipulations du tabac enlevé de terre, et qui a lieu dans des temps où celui de la campagne a cessé. L'exportation de notre tabac chez des étrangers qui l'aiment, et de qui nous sommes maintenant tributaires par une fraude préjudiciable à tous les intérêts du pays et de la morale; la restitution d'une branche d'économie rurale à quatre-vingts départements exclus du privilége.

La liberté de culture entraîne nécessairement la liberté de fabrication, sans quoi cette mesure serait illusoire; on conçoit facilement que des impôts énormes sur des fabriques ne pourraient être perçus qu'avec des formalités et des précautions gênantes, vexatoires, dispendieuses, impossibles même, tandis que dans l'hypothèse d'un régime libre, les tabacs diminueraient de prix; la contrebande ayant moins d'appât se trouverait réduite, anéantie même; car la réduction ou l'élévation de

valeur des marchandises est toujours le thermo-
mètre des introductions frauduleuses; de là aussi,
restriction de surveillance qui ne serait plus que
l'inspection des matières servant à la sauce. Il nous
semble déraisonnable de craindre une substitution
de plusieurs monopoles créés par des capitalistes,
au monopole de l'état; quoique l'oligarchie, rem-
plaçant une monarchie, soit un progrès, ce résultat n'est pas à craindre; les fortunes sont maintenant plus divisées qu'elles ne l'étaient sous l'empire;
et d'ailleurs le goût des consommateurs ne doit-il
entrer pour rien dans l'appréciation des qualités de
telle ou telle manufacture?

Pour la vente, il est inutile de dire que ce serait
le développement d'une branche de commerce, et
en même temps la barrière qui s'opposerait à une
extension trop considérable de fabrication, à une
production inconsidérée de tabacs : chacun connaît
les vices du mode actuel; il est donc inutile de signaler les bienfaits d'un mode nouveau.

Une objection irréfragable, c'est le danger de l'a-
bolition d'un impôt qui rapporte au-delà du
vingtième des recettes générales du trésor. Le droit
commun peut trouver des vérités qui ébranleront
toujours le revenu public ; mais la politique de l'é-

tat qui est une autre science que le droit commun, quoiqu'elles devraient être sœurs, comporte forcément l'obligation de conserver ce revenu avec ses garanties.

Disons pourtant que de si grandes sommes ne seront plus nécessaires aux gouvernants, quand ceux-ci auront abandonné leur système de corruption ; quand la justice, la légalité, l'équité remplaceront la partialité, l'intrigue et la bassesse, pour présider à la distribution parcimonieuse et méritée des fonds spéciaux et généraux ; quand, enfin, le voile qui cache à la nation le partage direct et indirect des fonds secrets sera levé !

Plusieurs systèmes de droits et d'économie administrative ont été proposés pour remplacer le monopole. Nous ne parlerons que de celui qui aurait pour but une suppression de culture en France, les autres n'étant que des modifications de celui-ci, ou des combinaisons pour faire peser le droit sur la fabrication ou la vente.

Nos financiers ont été envieux des profits exorbitants que retire l'Angleterre d'un pareil mode d'imposition (1) ; ils ont failli sacrifier nos intérêts

(1) Le fruit de cette taxe, qui éblouit les commissions d'enquête *de notre chambre*, figure au budget anglais sous un

aux leurs et à *ceux de l'étranger;* en effet, la suppression de culture rend la France tributaire de l'étranger, en retirant de la circulation près de 40 millions chaque année pour les répandre au dehors ; porte un préjudice à l'agriculture nationale , en la privant d'un excellent mode d'assolement ; diminue le revenu et le prix des terres ; compromet la fortune des planteurs actuels, et réduit à l'indigence un nombre effroyable d'ouvriers (5 à 6,000 familles dans le seul département du Nord) ; sacrifie la fortune immobilière à la fortune mobilière ; mécontente les citoyens en les faisant contribuer à un impôt peu profitable à la nation ; donne au tabac une valeur excessive, et même crée une disette en cas de guerre maritime ; arrête l'accroissement de la consommation ; change et contrarie le goût et les habitudes de la population ; enfin organise et perpétue la contrebande à la frontière, et encourage les plantations clandestines à l'intérieur, source de malheurs et de désordres.

chiffre qui varie de 80 à 90 millions. La situation topographique de la Grande-Bretagne, son commerce maritime expliquent ce système ; mais chez nous, outre le tort à nos intérêts, la nature des frontières est seule un obstacle. Le même motif a fait respecter cette culture dans les Pays-Bas par les rois d'Espagne, possesseurs alors d'une partie du Nouveau-Monde qui produit d'excellent tabac.

Et pourtant la loi de février 1835 fait redouter pour 1842 l'abolition de cette culture que Colbert, avec sa politique coloniale, a religieusement respectée, et qui, dans le département du Nord et du Bas-Rhin, a traversé depuis Henri III tous les régimes politiques. Mais nous sommes à la discrétion du fisc, qui reculera plutôt devant une égratignure qu'il ne cherchera à satisfaire le pays, et ouvrir, avec le bien-aise du peuple, des voies de progrès dans l'agriculture, l'industrie, le commerce et les sciences économiques; qui ne fera rien pour rendre au travail la classe nombreuse des contrebandiers, métier dans lequel on débute pour arriver plus tard devant la cour d'assises; et cherchera toujours à ne pas comprendre ces considérations de morale et de prospérité publique.

Mais quoi qu'il fasse, les tabacs étrangers ne pourront jamais remplacer les tabacs français; raison de goût, raison d'habitude, dans notre fabrication, les tabacs exotiques, n'entrant que pour former des gradations, servent à tromper le goût du consommateur. Nous le demandons, le cigare dit de Havanne a-t-il une valeur de 15 centimes de plus que le cigare de Marseille? Pas un de nos véritables fumeurs ne préférera le Maryland, le tabac du Levant, tc., aux tabacs français fabriqués en

France ; disons en passant aux *musqués* et aux *petits maîtres* qu'il n'est pas de cigare trop cher pour leur palais délicat.

Le point en litige est donc l'emploi de nouveaux moyens qui règlent la liberté de culture, fabrication et débit, sans nuire sensiblement au trésor ; ces moyens se réduisent, pour les plus sages économistes, à remplacer l'impôt indirect par un impôt direct.

Voici un calcul qui pourra simplifier la solution. Nous avons en France 80,000 hectares de terrain annuellement consacré à la culture du tabac ; sous le régime libre, ce n'est pas exagérer que d'avancer qu'il y en aurait 100,000 ; car loin de faire tort aux autres produits et denrées, celle-là en procurerait indirectement l'accroissement.

Chaque fermier ou propriétaire, déclarant à la mairie de sa commune l'étendue, les confins, le numéro cadastral, ou, au besoin, le plan et les mesures périmétriques de la pièce qu'il voudra semer, devrait se soumettre, vérification faite postérieurement par le maire sur le rapport d'un garde-champêtre, à payer une imposition foncière de

5oo fr. par hectare. L'état retirerait juste 5o millions de francs.

Pour que le propriétaire trouve du bénéfice, il
faut qu'il retire, revenu moyen, les 796 fr. 68 c.
que cette culture lui rapporte par hectare, et
pourtant que ses tabacs vendus en feuilles soient
au-dessous du prix des tabacs exotiques. Or, ceux-
ci ont été, pendant seize années, achetés, prix
moyen, par la régie, 167 fr. 68 c. les 100 kilog.
En mettant les nôtres, prix moyen, à 13o fr. les
100 kilog., l'hectare donnant en moyenne 1,5oo
kilog. en feuilles, le planteur retirerait 8oo fr.
brut. Il faut ajouter que ce calcul, fait sur les
comptes de la régie, ne comporte pas les feuilles
non marchandes, sur lesquelles le planteur peut
encore retirer un revenu qui couvre au moins une
partie des frais (1).

En faisant une évaluation approximative, nous
mettons de côté les discussions de qualités ; le sol,
la sève, le plant, la couleur, etc., sont des considérations qui ne peuvent entrer en économie de
compte qu'avec les chances du commerce.

(1) 1,5oo kilog. de feuilles donneraient 1,95o francs. Cette
somme payerait plus que les 5oo fr. d'impôt, les 6oo fr. de
frais et les 8oo fr. de revenu du propriétaire.

Nous avons ainsi, pour la fabrication, des tabacs un quart moins chers que les tabacs exotiques, sans que ceux-ci aient encore satisfait aux droits d'entrée, droits que nous sommes loin de contester, et qui enrichiraient encore le trésor de quelques millions (1).

En grossissant les chiffres, la fabrication porte la valeur de 100 kilog. de feuilles à 25 fr., la vente à 100 fr. en plus; ce qui, d'après notre calcul, établirait le tabac poudre ou rôles, prêt à être consommé, à 255 fr. les 100 kilog. En considération des frais de transport, d'échanges de main et des chances de perte, portons-le à 300 fr., et il pourra être livré aux consommateurs à 1 fr. 50 c. les 500 grammes.

Ce moyen de recours ne doit point trouver des objections dans les résultats obtenus sous le système de liberté établi en 1791; d'abord ce système n'est plus le même; par malheur, il ne peut pas l'être; ensuite l'évaluation approximative ne pourrait être raisonnable quant à la valeur des qualités de tabac.

(1) Nous voulons parler principalement des tabacs d'Amérique, qui se bonifient en vieillissant, servent à nos fabriques, sont fumés et prisés par nos citadins, et dont l'importation s'élève aujourd'hui à 8,000 kilogrammes pesant.

parce que chaque époque établit une corrélation
entre la valeur des objets de consommation, valeur soumise à l'importance de ces objets, importance soumise aux caprices d'une situation politique. Prévenons une autre objection. Cette branche d'agriculture et de commerce tombant entre
les mains du peuple, exciterait la cupidité au point
de produire une trop grande quantité de tabacs
qui nuiraient à leur débit, et causeraient un trouble
dans le commerce. Répondons : que ce serait
blesser les lois naturelles et instinctives de l'économie politique du peuple de penser que le produc-
teur ne se mettrait pas en relation directe, en
équilibre parfait avec les besoins du consommateur;
qu'étant dans son intérêt de ne pas dépasser les
limites d'une vente possible, la raison industrielle,
en goûtant les avantages d'un progrès, aurait bientôt rétabli la balance, dans le cas où une secousse
se ferait sentir, secousse d'autant plus inquiétante
d'abord qu'elle serait subite.

Résumons-nous : la disparition de la régie, contre
laquelle l'opinion publique s'est toujours récriée,
aurait pour résultat, profit aux planteurs, aux fabricants, aux marchands et aux consommateurs,
en raison du développement de la culture, du
commerce et de l'industrie ; affranchissement du

7

tribut des contrebandiers et de cette légion d'employés et surveillants que l'état entretient à sa solde; nombre de bras qui, portant leur travail à une nouvelle branche d'industrie, cesseraient d'effrayer par leur accroissement progressif. La contrebande , selon l'idée de l'économiste J. B Say, rend criminelle par les lois une action qui est innocente en elle-même, et fait punir des gens qui, dans le fait, travaillent à la prospérité générale. Ceci demande explication : la fraude est infâme ; mais doit-on, au mépris des droits, étouffer à l'intérieur l'industrie agricole, et suivre à l'extérieur un système de prohibition ; disons qu'il est toujours nuisible à une nation de mettre des entraves à la production, l'importation et l'exportation ; toute espèce de produits doit trouver de libres débouchés dans le commerce, quelle que soit la contrée qui les fournisse et les exporte, à l'exclusion de toute faveur, si ce n'est celle accordée aux qualités. En prohibant les marchandises exotiques pour favoriser les marchandises indigènes, *et vice versâ*, on prive l'industrie manufacturière et commerciale de l'avantage de relations qui eussent procuré les échanges, et par conséquent eussent varié les jouissances des consommateurs ; dommage que supporte à la fois la nation qui prohibe les denrées étrangères, et celle dont les denrées sont prohibées.

Il est bien vrai que, dans notre système, existe le vice d'un droit d'importation. Comme a dit Smith, les droits d'entrée sur les objets importés sont un mal; mais ce qui est un mal aussi grand au moins, ce sont les impôts sur les objets de consommation; et tout d'abord, les tabacs étrangers, dégagés de droits d'entrée, pourraient, en certains départements, défavoriser nos produits, et rendre mobile une balance dans laquelle doit se maintenir l'équilibre des relations commerciales au-dedans et au-dehors. C'est une prohibition forcée; mais dont les effets seraient atténués par l'immense avantage d'une culture libre. Si l'impôt sur les tabacs n'était pas nécessaire, et s'il était radicalement aboli, cette conséquence vicieuse cesserait d'exister.

Ainsi donc, proclamons bien haut l'arbitraire de ces arrangements du pouvoir, arrachant d'un sol qui nous appartient, d'un sol gagné et cultivé à la sueur de notre front, un produit qu'il fait sien pour nous le revendre; proclamons que le monopole renferme une idée plus avilissante pour nous que celle des gabelles, des tailles, des corvées, des prestations; que notre budget a bien moins à craindre, au temps où nous sommes, que du temps où des hommes éclairés et généreux abolissaient cette redevance illégale, époque à laquelle le trésor, épuisé par les dépenses frivoles de la cour corrompue de Versailles, avait à fournir des habits et de la poudre aux enfants de la France, arrêtant à la frontière l'invasion ennemie. Proclamons encore les besoins du prolétaire, parce que le mal retombe bien plus lourd sur lui; lui, perpétuellement en rivalité avec ce qu'il achète; lui, d'autant plus riche qu'il achète à bon marché; d'autant plus pauvre qu'il paye plus cher. Ainsi, la population trouvant sans cesse de grandes difficultés à satisfaire ses besoins qui sont en rapport avec les contacts et le nombre, à se procurer des jouissances qui sont en rapport avec la civilisation, sera bien plus sensiblement lésée dans sa classe pauvre; désolante conséquence qu'il faut forcément accepter et subir avec la forme actuelle de nos institutions. Le Dictionnaire politique dit à l'article *Contributions* : « Les impôts de consommation fondés sur des raisonnements spécieux pèsent toujours d'un poids plus lourd sur le pauvre que sur le riche : ils tendent directement à aggraver la naturelle et inévitable inégalité des conditions. Un tel état de choses réclame une réforme; mais des hommes puissants sont intéressés à maintenir l'abus, et un plus grand nombre, effrayés des difficultés d'une réforme pareille, préfèrent une indolence facile, et, comme fin de non-recevoir, allèguent sans cesse les besoins du trésor. »

Mais une consolation, c'est que notre liberté, notre prospérité, notre bonheur, ne sont rien en comparaison de ce qu'ils seront ; la société qui se débat maintenant dans des liens qui la retiennent presque muette et captive, se débarrassera un jour de ces liens et des fardeaux dont on l'accable.

CHAPITRE III.

—

Influences physiologiques en général.

> Toute explication des phénomènes
> naturels ne peut en indiquer que la
> cause expérimentale. Expliquer un phé-
> nomène, se réduit toujours à faire
> voir que les faits qu'il présente se sui-
> vent dans un ordre analogue à l'ordre
> de succession d'autres faits qui sont
> plus familiers, et qui, dès lors, sem-
> blent être plus connus.
>
> (BARTHEZ.)

A quelque point de vue qu'on se place pour
faire des considérations sur le tabac, on ne peut
révoquer en doute son action sur l'homme. A quelque nuance d'esprit de prévention qu'on appar-
tienne pour juger du legs fait par les Caraïbes,

legs précieux pour l'hygiène appliquée aux choses physiques, et remède préservatif et même curatif des mauvaises influences sur les choses morales, on ne peut nier l'importance majeure de cette action.

Nous avons donc à examiner l'influence physique et l'influence morale : prévenons d'abord qu'elles ne sont réellement sensibles qu'après une certaine habitude contractée. L'habitude est la répétition du même acte, d'où la formation d'une disposition particulière de l'organisme ; la cessation de cet acte, le manquement à cette disposition, sont une lésion aux propriétés du besoin, puisque le besoin est une sensation intérieure de l'organisation dont la satisfaction fait éprouver un plaisir, et la non-satisfaction une peine. Donc, au moins en fait, l'usage du tabac comporte les propriétés du besoin.

Dans le nombre varié et infini des dispositions acquises, il serait souvent difficile de reconnaître ce que l'homme doit à la nature, de ce qu'il a reçu de l'éducation, ou plutôt du genre de vie qu'il s'est fait avec l'âge. « Il existe dans les hommes, dit Hallé, une trame première et individuelle sur laquelle se brode leur vie et leur existence. »

L'homme est donc à la fois l'ouvrage de la nature, de l'éducation et de l'habitude.

Mais pourquoi la création d'un besoin par l'habitude? Si ce besoin s'est fait sentir chez quelques hommes, il y a 400 ans, pour un résultat nécessaire ou avantageux, nous qui sommes dans d'autres conditions, dans un autre lieu, dans un autre temps, nous serait-il aussi nécessaire? — Certes. — C'est donc un besoin acquis par l'imitation? — Non, ce n'est point un effet de cette tendance à imiter; disposition inexplicable qui fait qu'on bâille, on vomit, on rit, on pleure, en voyant bâiller, vomir, rire, pleurer; que nous sommes gais, tristes ou silencieux selon la disposition des personnes que nous fréquentons; mais c'est un phénomène tout instinctif qui répond aux exigences de notre siècle, et aux appétits qui sont la conséquence des conditions du milieu dans lequel nous vivons.

A la vérité, si le tabac était maintenant une plante oubliée, il n'est pas probable que son usage domestique fût jamais remis en vigueur, du moins avec les raisons qui nous le font accepter; mais, l'usage admis, ses effets médiats sont si favorables qu'il serait aussi difficile de le détruire que les exigentes volontés du besoin.

Chamberet *(Flore médicale)* est peut-être celui qui ait fait, à ce sujet, les réflexions les plus judicieuses : « Observons, dit-il, que l'homme, en vertu
« de son organisation, a sans cesse besoin de sentir ;
« que presque toujours il est malheureux, soit par
« les fléaux que la nature lui envoie, soit par les
« tristes résultats de ses passions aveugles, de ses
» erreurs, de ses préjugés, de son ignorance, etc.
« Le tabac exerçant sur nos organes une impres-
« sion *vive et forte,* susceptible d'être renouvelée
« fréquemment et à volonté, on s'est livré avec
« d'autant plus d'ardeur à l'usage d'un semblable
« *stimulant,* qu'on y a trouvé à la fois le moyen de
« satisfaire le besoin impérieux de sentir, qui
« caractérise la nature humaine, et celui d'être
« distrait momentanément des sensations pénibles
« ou douloureuses qui assiégent sans cesse notre
« espèce ; que le tabac aide ainsi à supporter l'ac-
« cablant fardeau de la vie. Avec le tabac, le sau-
« vage endure plus courageusement la faim, la soif
« et toutes les vicissitudes atmosphériques ; l'esclave
« endure plus patiemment la servitude, la mi-
« sère, etc. Parmi les hommes qui se disent civi-
« lisés, son secours est souvent invoqué contre
« l'ennui, la tristesse ; il soulage quelquefois mo-
« mentanément les tourments de l'ambition déçue
« de ses espérances, et concourt à consoler, dans

« certains cas, les malheureuses victimes de l'in-
« justice. »

Quelques physiologistes, entre autres M. Forget,
se sont contentés d'avancer que le tabac répondait
à cèt impérieux besoin de sensations chez l'homme,
dans une position où celui-ci ne peut satisfaire ces
sensations. Cela est vrai ; mais, en prenant la
contre-partie de l'assertion, nous trouverons que
ce besoin crie aussi fort au milieu des sensations
lés plus variées. Le raisonnement et les faits l'af-
firment.

Nous sommes forcés de remonter la question à
de vastes proportions philosophiques. Le monde
qui marche, grandit, s'améliore, et subit de favorables transformations par le mouvement de ses
rouages, se crée sans cesse de nouveaux ressorts,
fruits de cette amélioration. De la multiplicité de
ces organes, c'est-à-dire de ces puissances, viennent de nouvelles attractions, de nouveaux contacts,
puis de décevantes usures ; usures qui, dans les
générations, se remplacent encore par une incon-
cevable multiplication des forces. Ces forces, qui
mettent en jeu les ressorts, sont les sensations inhérentes à l'existence de l'homme. Pour l'application du principe, prenons les deux extrêmes que

nous puissions choisir : Dans l'enfance de l'espèce, représentée par les sauvages d'Amérique, sans passé, sans avenir, sans autre présent que l'impression d'une satisfaction de brute, la vie uniforme des hommes, dans leur passage du repas au sommeil, comptait dans le tabac une sensation qui en modifiait la monotonie. A l'état de civilisation de l'espèce, l'homme actuel (malheureusement nous ne pouvons prendre un degré plus élevé de perfectibilité) jouit de toute la plénitude des attractions et des contacts qu'il s'est créés ; et pourtant il trouve des intervalles de sensations qu'il veut aussi remplir par d'autres ; ce n'est qu'une conséquence forcée de la variété de sensations née par leur habitude ; c'est le besoin d'éprouver quand on a éprouvé et qu'on n'éprouve plus ; ce sont les transitions *magnétiques* d'impressions différentes dont on a usé et dont on veut user encore ; reste, à défaut de celles-ci, à en inventer d'autres.

Ainsi, dans le premier cas, point de ce raffinement dans le sentiment, point de subtilité dans le goût ; tout est grossier ; la seule satisfaction matérielle remplace les idées, les souvenirs, les espérances, les secousses délicates et terribles de haine ou d'amour ; dans le second, l'existence est pleine d'ambition, de prévoyance, d'inquiétude, de toutes les impressions qui mènent aux besoins naturels et factices ; quand l'homme n'a plus à ressentir, il cherche à ressentir encore, parce qu'il ne peut supporter le poids du vide. Dans le premier, l'homme dort après une jouissance d'amour ; dans le second, l'homme chasse le sommeil pour chercher une nouvelle sensation ; la première qui se rencontre, la plus facile à satisfaire, du reste, c'est celle que procure le tabac.

L'observation va plus loin : les hommes ne se contentent pas de se livrer à une seule occupation qui les émeuve ; beaucoup d'entre eux entretiennent le travail du corps en même temps que celui de l'esprit. Souvent même, lorsqu'il est nécessaire de satisfaire aux exigences du corps, l'esprit délaissé exige aussi une satisfaction ; Pline le naturaliste ne se faisait-il pas faire la lecture au bain, au repas, etc.? Chez nous, le tabac, intermédiaire de la pensée et de la matière, du corps et de l'âme, est aussi bien le moteur des impressions de l'un que des impressions de l'autre. Chez celui dont l'intelligence travaille, il suffit souvent aux besoins sans cesse renaissants des satisfactions de l'organisme ; chez celui dont les muscles travaillent, il se prête toujours aux besoins de la pensée.

Pour les habitués, le tabac modifie singulièrement les impressions morales gaies ou tristes ; par quels droits peut-il présider aux changements que doivent subir les phénomènes du plaisir ou de la douleur ? N'expliquons rien, décrivons d'abord quels sont ces phénomènes ? En dehors de considérations classiques et étrangères, nous nous contenterons de les *désigner* par *l'idée* de poids, de concentration, de constriction spasmodique dans un cas ; d'allégement, de relâchement, de déconcentration à la région épigastrique dans l'autre ; ce qui se traduit admirablement en langue vulgaire par cette expression : avoir *le cœur serré, le cœur dilaté* (1). L'excès de cette joie et de cette douleur est également funeste ; l'histoire nous en fournit mille exemples (2). Et quoi qu'il semble d'abord

(1) Les anciens attribuaient ces effets, qui à l'estomac, qui au duodunum, qui au foie (colère), qui à la rate (joie), qui à la veine porte, *porta malorum.* La plupart des modernes l'attribuent au *grand sympathique.*

(2) Diagore expira de joie en voyant revenir ses trois fils vainqueurs des jeux olympiques. Sophocle mourut de plaisir en recevant une couronne à laquelle il était loin de prétendre. Polycrate, Chilonide le Lacédémonien, Philippe, Denys, périrent d'un excès de joie. Le pape Léon X mourut subitement de plaisir en apprenant la nouvelle d'un malheur arrivé à la France. Le médecin Fernel périt, dans un espace de temps très court, du regret d'avoir perdu son épouse. Le pape Clé-

que l'une doive se guérir par l'autre, les transitions rapides et subites de ces sensations sont également à craindre ; la haine n'est point un remède de l'amour. Ce qu'on doit rechercher, c'est le passage doux et paisible à l'espérance ou à une joie plus modérée, selon le cas. Toutes les passions, la peur, la crainte, la colère, la sympathie, l'inimitié, l'ambition, etc., agissent comme le plaisir et la douleur ; toutes ces affections sont nécessaires à la vie. *Le cœur de l'homme,* dit Juvénal, *a le vide en horreur.* Les actes qui radoucissent leur exaspération sont ceux qui ont pour objet l'agréable épanouissement de l'âme, c'est-à-dire, pour l'inquiétude, la déconcentration, la divergence des impressions dans toutes les parties sensibles de l'économie, le libre et égal renvoi des *forces vitales,* l'irradiation de ces forces d'une manière lente, graduelle ; effets qui doivent disposer à cet état qu'on nomme calme d'esprit.

ment VII mourut de même à la réception d'une lettre vive que lui avait adressée l'Université de Paris. Racine et le marquis de Louvois ne vécurent pas longtemps après être tombés dans la disgrâce de Louis XIV. — Quelques physiologistes ont expliqué ce genre de morts promptes comme la foudre, en supposant la production d'un spasme qui intercepte toute irradiation vitale. Il ne nous est permis de faire aucune réflexion sur l'explication.

Un des puissants moteurs qui règlent la raison de ces mouvements de la nature est, sans contredit, le tabac, pour ceux qui en ont une grande habitude ; il prête la force, le courage, la résignation, l'indifférence même au milieu des événements extraordinaires et inattendus de la vie ; il n'est pas un de ses prosélytes qui n'ait éprouvé, au moins machinalement, cet effet. Ce n'est pas cette indifférence qui ferme le cœur aux douceurs de la tendresse et de l'amitié, qui paralyse l'exercice des passions, les devoirs sacrés de l'humanité, les désirs du bien, les voluptés de l'amour, et fait d'un homme un véritable automate vivant ; mais cette indifférence qui est le produit de la modération des impressions trop vives, ce semblant d'insensibilité qui voile la délicieuse jouissance de l'âme, ce partage muet des infortunes et des joies d'autrui ; enfin cette discrète délectation d'un sentiment de bonheur cuirassé d'une impassible immobilité extérieure. Les sens de l'homme qui fume ou prise ne semblent-ils pas privés d'action en certains moments, par la production immédiate et passagère des effets décrits ?

Admettre un inconvénient moral dans l'attrait de cette satisfaction, ce serait placer cet inconvénient au niveau d'un préjugé, de ces préjugés qui se mettent, par un froid et faux moralisme, en opposition aux lois de la physiologie, et arrêtent par de rigides exigences le développement des pensées consolantes chez l'homme.

Le tabac est encore un moyen factice de satisfaire aux besoins qui ne peuvent être naturellement satisfaits ; c'est la substitution d'un besoin à d'autres. La société actuelle, qui multiplie sans cesse ses jouissances, qui se crée chaque jour un nouveau nécessaire, doit forcément donner appétition de ces jouissances et de ce nécessaire à tous ceux qu'elle en prive. A la ville, le tabac supplée aux distractions, aux douceurs que procure la vie champêtre ; à la campagne, il supplée aux distractions et aux plaisirs variés qu'on aurait à la ville. Mais comme la multiplication des besoins entraîne l'augmentation des désirs, et par conséquent des privations, il ne faut donc pas s'étonner d'un progrès croissant de moyens factices.

Par une extension métaphorique un peu forcée, mais vraie dans son application journalière, on peut dire qu'avec la pipe du coin du feu, on se promène, on va à cheval, en voiture, on danse, on court, on chasse, on joue au billard ; ou bien on boit, on mange, on coïte, etc. Nous n'entendons pas, certes, parler de l'action du corps, mais l'action de la pensée qui se trouve dans les mêmes conditions que si le corps agissait. De plus, en prisant ou fumant, on remplit un temps qui eût été employé à une des occupations dont nous venons de parler; mais comme le plus souvent il eût été impossible, dans les conditions présentes, de satisfaire ces désirs ou ces nécessités. le tabac les éteint quand il ne les remplace pas.

Viennent les réflexions sur la force plus ou moins grande de l'habitude, sur l'âge, le sexe, le tempérament, le climat et les saisons.

Habitude. — L'intensité du désir se règle sur le degré de puissance de l'habitude : pour quelques-uns, qui n'ont que peu contracté celle-ci, la cessation produira à peine le sentiment d'une privation; pour d'autres, outre l'ennui et le malaise d'esprit, la privation peut avoir les suites nuisibles d'un dérangement de l'économie. Entre ces différences on peut observer bien des nuances insensibles : chez les premiers, il n'y a jamais de danger; chez les seconds, il peut y avoir péril imminent. Le père de la médecine dit (Aph. 50, sec. 2) : « *Il y a moins de danger à craindre des choses aux-* « *quelles on est habitué depuis longtemps, et qui pour-* « *raient passer pour mauvaises en elles-mêmes, que*

« *des choses auxquelles on n'est pas habitué et cepen-*
« *dant meilleures.* »

L'habitude ne serait mauvaise qu'en tant que le
tabac deviendrait nuisible à l'économie. Le tabac
est bien véritablement un poison ; mais, tournant
dans le même cercle, nous trouvons que l'habitude
en est l'antidote le plus puissant, le plus énergique
et le plus sûr. Le consommateur s'approprie le poison
atome à atome, molécule à molécule, mais annihile
au fur et à mesure en lui les propriétés nuisibles
de la substance. Il faut bien l'admettre comme loi
de l'organisme, puisque c'est un fait de l'observation. Lorsqu'on prend plusieurs jours de suite de
la manne, celle-ci finit par ne plus agir comme
purgatif, mais devient aliment; les Orientaux peuvent prendre sans inconvénient de fortes doses d'o-
pium. Mithridate, roi de Pont, était tellement ac-
coutumé à prendre de la ciguë, qu'il n'en éprouvait
aucun mal. Ne sait-on pas que le plus grand général des temps modernes pouvait avaler impunément certaine quantité d'acide arsenieux ?

Age. — Autant chez l'homme adulte ou mûr le
tabac présente, en certains cas, des résultats avantageux, autant il est nuisible, non principalement
en raison de ses actions détériorantes comme poi-

son, sur une organisation encore faible et qui demande des développements , organisation qui n'a pas pris assez de vigueur pour lutter et détruire sans efforts les atteintes de la substance délétère ; mais il est nuisible en ce qu'il détourne les appétits naturels et les besoins de leur voie directe. C'est une conséquence des principes que nous avons établis. L'enfant qui fume et en acquiert l'habitude, épuise toutes les jouissances sans en avoir goûté aucunes ; il étouffe d'avance les pensées qui plus tard l'auraient entraîné aux vrais plaisirs , aux sentiments élevés, à la prospérité même ; il eût été peut-être un citoyen remarquable, il ne sera sans doute qu'un crétin crapuleux. Expliquons-nous : Dans l'adolescence , lorsque le passage des contemplations indécises à des peintures positives, source d'affections, est trop brusque, ces peintures prennent un nouvel aspect, de nouvelles couleurs, une signification vraie ou erronée, dans tous les cas dangereuses ; le rideau a été levé trop tôt aux yeux étonnés des néophytes pour juger la destinée ; alors il arrive que l'imagination prend une fausse route, celle d'un précoce libertinage , et de l'usure prématurée des jouissances mondaines. Cette modification opérée par le pouvoir d'impressions pressenties de trop bonne heure et d'exemples funestes. a pour résultat de faire de trop bonne heure aussi

un homme d'un enfant. Et ne doutons pas qu'a-
lors, sous ce titre présomptueux, il ne fasse jactance
d'un superbe épicurisme ; car, pour lui, un droit
entraîne nécessairement tous ceux qui en découlent.

C'est à la sollicitude paternelle à veiller sur les
précoces tendances des enfants, et à régler certaine
tolérance chez eux lorsqu'ils auront acquis un développement suffisant de corps et d'esprit. *« La jeunesse est la fleur d'une nation ; c'est dans la fleur qu'il
faut cultiver le fruit.* (FÉNELON).»

Par les raisons contraires, il est éminemment
utile au vieillard ; c'est par le tabac qu'il se souvient ; c'est par lui qu'il répéte les joies passées, les
douleurs passées ; tout un drame qui s'est déroulé
jadis ; c'est par lui donc qu'il soutient son existence
morale. Mais il y a bien des précautions à prendre : autrefois, dans la force de l'âge, le tabac n'a-
vait point d'effet matériel sur lui ; maintenant l'organisme, qui peu à peu se détériore, perd chaque
jour de sa puissance à émousser les armes de la
matière toxique. Aussi, en dépit de l'opinion de
Schrader (*Dissert. de senectute*), nous pensons que
l'abus chez le vieillard est aussi dangereux que la
cessation complète de l'usage.

Sexe. La coutume reçue jusqu'à ce jour semble avoir permis aux hommes l'usage du tabac sous toutes formes, et ne l'avoir souffert aux femmes qu'en poudre ; elles ont pourtant levé le joug dans certains pays. En Afrique, cette question n'a jamais été une question de convenance ; en Amérique, beaucoup de dames de maison se font moins prier de fumer les si bons cigarres de Virginie ou de Havanne, que nos mijaurées d'accepter un petit verre de bordeaux ou de champagne. En Asie, où depuis Amurat IV et Scach-Abas, le jugement a été plutôt levé pour le tabac que pour le vin, les In-douses du Guzarate ne sont pas plus damnées en fumant leur *zerda-tambakou,* que les sultanes et les odalisques leur *ienidgé-kara-sou.* En Europe, peu de femmes veulent fumer au sérieux ; à Paris, en par-ticulier, nous ne voyons guère que quelques *gri-settes* fumer la cigarette, rarement culotter brave-ment la pipe de terre, assez chez *elles,* un peu à l'estaminet *coram populo.* Nous ne pouvons risquer aucune réflexion à ce sujet ; la raison publique est seule juge arbitraire. Nous dirons seulement que Keylius, en 1715, ne le trouvait contraire au déco-rum ni pour les hommes, ni pour les femmes : *non herba nicotianæ usus levis notæ maculam contrahat ;* et que Beintema, de Francfort-sur-le-Mein, prétendait qu'il n'était pas plus nuisible à un sexe qu'à l'autre (1).

Faute d'observations, les actions de la fumée sur la femme nous échappent; mais il est présumable qu'elles seraient les mêmes que sur l'homme : disons pourtant que si nous en jugeons comme de la poudre, les femmes en feraient, comme de tout ce qui entre profondément dans leurs affections, plutôt un objet d'attrait irrésistible que de nécessité absolue.

Tempéraments. On a dit une quantité de choses plus ou moins amusantes sur cet article ; cela ne pouvait pas être autrement, tout le monde ne s'entend pas bien sur l'idée qu'on exprime par le mot tempérament.

A quels caractères physionomiques devons-nous d'abord reconnaître un tempérament? à des symptômes physiques d'organisation, ou aux signes variés de la disposition des facultés instinctives et intellectuelles? — Aux uns et aux autres, puisqu'il y a fusion, ou plutôt concordance physiologique dans

(1) In untersuchung der Frage : *Ob galauten Frauenzimmer nicht eben so wohl, als Mauns-personen taback zu rauchen erlaubt und ihrer gesun dheit nuzlichsey?*

le développement des organes et des agents qui semblent y présider.

Tout d'abord, l'importance des effets du tabac sur les différents tempéraments réside dans la nocuité ou l'innocuité ; car s'il ne nuit pas à certains individus, les conditions de tempérament n'entreront pour rien dans les avantages qu'on peut en retirer. Eh bien ! posons en principe que le tabac convient autant aux individus qui présentent un développement du foie ou des glandes, qu'à ceux qui sont sujets à la pléthore sanguine ou aux accidents nerveux. Ceux qui usent du tabac pour se procurer une évacuation de mucosités, opèrent par là une dérivation qui agit comme l'application constante d'un exutoire quelconque. Combien de personnes ont porté vésicatoires ou cautères une bonne partie de leur vie! Ce sont des sécrétions thérapeutiques qui ont pris l'importance de sécrétions physiologiques. Cette médication, puisque ce moyen deviendrait une médication, serait tout au plus favorable aux individus non habitués offrant une plénitude de fluides blancs. Mais, en dehors de cette conséquence théorique, voit-on fréquemment des suites graves survenir pendant cette évacuation chez les habitués, quelles que soient leurs organisations particulières? Non. Pouvons-nous avancer, avec les anciens, que c'est une voie par laquelle les habitués se débarrassent de la bile, des humeurs? Non , car alors les conséquences seraient immédiatement très fâcheuses , ce qui n'est pas. Soutenons donc que, pour tous les tempéraments, pour toutes les idiosyncrasies, pour tous les individus , l'observation générale dément aussi bien les prétendus avantages qu'en retire un lymphatique ou un bilieux, que les atteintes supposées qu'en reçoivent les sanguins et les nerveux , en tant toutefois que l'usage en est solidement établi. Qui ne sait qu'alors un manquement à ces habitudes comme à ces évacuations peut devenir funeste?

Encore les gens moroses et aux passions tristes peuvent en retirer des effets aussi immédiatement favorables que les gens naturellement gais, en raison des influences morales ; en effet, le tabac pourra au besoin, et selon les circonstances , dérider le visage du mélancolique, ce visage presque toujours creux et allongé, au teint pâle et livide, au regard sombre, aux yeux enfoncés, à la mine voilée ; aussi bien qu'il attristera le sanguin, à la face épanouie et joviale, à la bouche et à l'œil riant , aux joues pleines et colorées, au teint fleuri et aux cheveux blonds ; aussi bien, il donnera vie ou âme au lymphatique qui se reconnaît si facilement à sa

lourde et grosse figure, ses joues flasques, son teint
fade et blanchâtre, sa pesante mâchoire et ses
yeux indifférents dans leurs mornes orbites; aussi
bien qu il apaisera le feu du bilieux ordinairement
si ardent, avec ses yeux étincelants et audacieux,
son front intrépide, ses traits mâles et tendus, sa
barbe brune et touffue.

De plus, il faut admettre des variétés infinies
d'espèces de tempérament, car les dispositions privées, innées ou acquises, présentent des modifications à l'infini; mais ces nuances sont si insaisis-
sables que, pour donner des règles à ce sujet, il
faudrait compter d'abord presque tous les individus; *tot capita, tot sensus.* Nous tenons à la masse.

Climats, saisons. — Nous réunissons ces questions. Le père de la médecine avait déjà remarqué
que les saisons n'étaient que des climats transi-
toires. Tous dans leur pays, hommes du Nord
et du Midi, à quelques variétés de conditions
habituelles de vie et de constitutions organiques
près, ressentent, proportion gardée, les mêmes
effets d'une intempérie. Et ne perdons pas de vue
qu'ils modifient leur nature en raison des latitudes
sous lesquelles ils vivent. Si au Nord ils voilent sous
un silence énergique leur puissante activité, au

Midi, ils ne cessent de répandre au-dehors les feux de leur vive intelligence ; si le tabac prête des pensées profondes aux uns, il prête aux autres de brûlantes rêveries.

Pourtant, disons en thèse générale, que, sous le point de vue hygiénique, l'usage du tabac est plus immédiatement favorable sous les latitudes froides et humides que sous les latitudes chaudes et arides ; en hiver qu'en été ; par les temps froids ou chauds mais humides, que par les temps chauds ou froids mais secs. La raison s'en trouve toujours dans l'effet des influences.

Au point de vue de l'action sur les organes, la salivation et l'évacuation de mucosités nasales peuvent, jusqu'à un certain point, dériver les liquides provenant de l'absorption de vapeur aqueuse souvent chargée de particules invisibles et délétères. C'est par cette raison qu'il est conseillé aux marins, aux soldats, aux pêcheurs, aux chasseurs, aux gardiens de nuit, à tous ceux enfin qui voyagent dans un air nébuleux ou pluvieux. Tenez, voilà encore une raison que chaque fumeur va comprendre : On dit que dans les fortes chaleurs de l'été la pipe sèche la gorge ; personne n'a pensé que c'était par la température de la fumée ; mais il est de toute

évidence que l'appel de fluides vers la bouche, s'a
;joutant aux pertes subies par la sueur et la perspi-
ration insensible de la membrane pulmonaire et de
la peau, pertes qui épuisent lorsqu'elles sont portées trop loin, l'économie refuse, en certains temps,
à cet appel, de nouveaux fluides à la bouche et
l'arrière-bouche.

Ceux qui ne crachent plus en fumant ou chi-
quant, ceux qui ne mouchent plus en prisant, sont
soustraits par là aux bienfaits d'une évacuation que
peuvent rendre nécessaire les dispositions anormales de certains individus, une surabondance de
liquides ou les conditions défavorables du milieu
atmosphérique. C'est un point que les individus et
surtout leur médecin ne doivent point perdre de
vue; car cet état se trouve quelquefois le passage
de l'état de santé à l'état de maladie. Ce sont des
observations d'hygiène et de thérapeutique qui
peuvent expliquer à l'homme de l'art, d'un jugement sévère et droit, les tendances à acquérir certaines maladies.

Au point de vue de l'action sur le moral, les climats et les saisons concourent pour quelques titres à la satisfaction plus ou moins grande que le
tabac procure. L'Anglais. le Hollandais. l'Allemand

sont enclins à penser, parce que leur ciel sombre et brumeux dispose à une triste et morne, mais profonde rêverie ; le tabac est un précieux adjurant. L'Italien, l'Espagnol, le Turc sont portés aux passions vives, parce que leur vaste ciel bleu, qui le jour semble en feu, la nuit couvert d'un voile transparent à mille nuances, dispose aux folles et passagères rêveries ; le tabac semble là un moins puissant auxiliaire. Son besoin est, chez nous comme chez eux, mesuré aux variations de la température, à l'aspect du ciel, à l'influence idiosyncrasique par rapport à la densité, la couleur et l'électricité de l'air, à la *constitution médicale,* et ses bienfaits sont compassés sur les capacités des surcharges de l'atmosphère.

Ainsi variées, selon les conditions d'existence, selon les dispositions de l'esprit, les influences se trouvent aussi variées selon les positions dans lesquelles l'homme se trouve.

Avant de développer ces influences, nous devons, pour la vérité plutôt que pour formuler une excuse, rappeler qu'il n'y a que les choses puissantes d'action qui ont trouvé pour les profaner des mots de divination ou d'abjection. Il n'y a pas de milieu, ou il faut en faire un objet de culte ou un objet de réprobation, de haine ou d'amour ; nous devons ou prôner ou avilir, comme si l'exaltation devait toujours être la compagne de l'éloge, et le dégoût l'expression du mépris. En travers de certaines susceptibilités, la justice nous fait choisir l'éloge.

L'acte de priser ou de fumer est un acte de soulagement. Dites, vous, qui vous êtes recueilli dans cette concentration, qui y avez absorbé tous vos sens, laissant un libre cours à vos poétiques élévations ; dites, s'il n'y a pas quelque chose des divines impressions d'une muette prière de l'âme croyante qui s'agenouille devant Dieu et se console au milieu des grâcieuses spirales d'une fumée de benjoin qui brûle dans la cassolette du desservant ; quelque chose de la parole intime d'un défenseur à un accusé, d'une lettre d'amante qu'on croyait infidèle ; ou dites les choses plus certaines que la pipe de décharger le poids d'un terrible regret ; dites s'il n'y a pas quelque chose de la joie forte, réelle et sublime qui accompagne un pardon de mère ; s'il n'y a pas avec cela un peu de ce courage qui naît dans l'homme, pour soutenir l'homme : de cet oubli d'un passé sombre pour faire place à l'espoir d'un riant avenir ; de la résignation, dans ce moment si passager où on va puiser dans cette autre boîte de

Pandore, puisqu'elle ne laisse jamais échapper l'espérance, moment qui fait traverser dans le cœur et dans la tête de l'homme toute la pensée de l'expression d'Horace, *nil desperandum ?* Mais qui n'a pas ressenti quelques-unes de ces impressions, douces comme le sourire, grande comme l'étonnement du beau, ignorant la participation du tabac? Lui, que la destinée a fait confident de toutes les infortunes, dépositaire des secrètes confessions du cœur, prêtre sans voix et sans parole, livre pour faire méditer; et toujours conseiller, toujours généreux, toujours prêt à donner la récompense des bonnes actions; miséricordieux comme le plus pur de l'âme, comme la miséricorde de Dieu; et pourtant sans ostentation, timide, et donnant le bien sans montrer que c'est lui qui le donne; car on ne pourrait douter que la pipe ou la tabatière pousse souvent à une action machinale et fasse par là machinalement réfléchir, c'est-à-dire, demander la force de lutter contre les douleurs.

En effet, une partie du mouvement qui a pour résultat l'accomplissement d'un besoin du corps ou de l'esprit est soumise, en certains temps, aux déterminations raisonnées de l'individu : une autre partie, en d'autres temps, est exécutée sans sa participation. Le fumeur sait bien qu'il allume sa pipe ; mais après , il fume quelquefois sans avoir la conscience de fumer.

Et ce n'est pas seulement dans le recueillement; mais dans toutes les situations de l'âme; sa puissance même se grade à l'exaltation de l'esprit. Viennent les moments de jouissance , viennent ces instants où la joie éclate par tous les pores, où le cœur rit à se briser; cette exaspération , ce délire qui résume aussi bien une caresse des sens qu'une satisfaction d'amour-propre ; voilà un remède dont le malade pèse seul les doses. Comme nous l'avons dit, l'excès de plaisir fait souffrir comme l'excès de peine , c'est la sensation poussée à un degré insupportable ; c'est le détraquement des barrières qui limitent l'espace de la tranquilité du cœur; c'est une maladie dans l'état de joie , une maladie que le tabac peut encore pallier. Pourra-t-on douter des vertus d'une plante qui adoucit et rend plus supportable le bonheur et le malheur ?

Une réflexion : Nous avons adopté cette épigraphe : *Le tabac est, de toutes les plantes modifiant par leur emploi usuel les fonctions de l'économie, celle qui a le plus d'action sur les facultés du cœur et de l'esprit.* Ainsi le thé, comme excitant diffusible et en raison de son action diaphorétique, procure aux fonctions de l'économie un jeu facile et bienfaiteur, mais n'agit, par sa propriété légèrement anti-spasmodique, que comme simple calmant de l'éréthisme viscéral et cérébral; le café, comme excitant des fonctions de l'encéphale, agit sur l'esprit d'une manière marquée, mais exagérée quelquefois; tandis que le tabac a une action lente, obscure mais sensible sur les fonctions sensoriales et affectives, et, de plus, puissante quoique calme et modérée, mais évidemment appréciée par ses prosélites, sur les facultés de l'esprit.

Chez l'homme isolé et livré à lui-même, c'est un délassement qui aide à rêver seul, aimer seul, vivre seul.

Rêver seul : eh oui! car c'est se procurer un sommeil factice du corps pendant que l'esprit crée, s'impressionne et grandit, que l'imagination voyage pour passer d'une terre à l'autre, d'une rive à l'autre, d'une mer à l'autre, pour voir là des vieillards et des enfants qui souffrent, des femmes qui sourient en dansant au milieu d'hommes qui les prostituent de leurs regards; là des Gérontes avides, là de jeunes nobles de cœur, des hommes qui ne vivent plus qu'avec l'air du passé, des hommes qui ne respirent que l'air de l'avenir; au-dehors, des vaisseaux qui bombardent des villes ; au dedans, des ouvriers qui usent leurs bras et leur intelligence pour nourrir une femme qui allaite et caresse des enfants qui crient, ou plutôt enrichir encore de riches fainéants ; voir une foule de tableaux qui font mal en passant à des tableaux qui réjouissent ; une main inconnue qui soulage la faim et la misère ; un père et une mère qui embrassent leur enfant qu'une longue absence avait séparé d'eux ; les travaux des champs, le bruit des villes ; une jeune femme qui chante en berçant un nouveau-né ; un innocent libéré ; un peuple qui renverse ses oppresseurs et se gouverne seul ; tous les spectacles enfin qui remuent dans l'âme les sentiments d'amitié, de douce compassion, de nationalité et de gloire.

Rêver seul, c'est refaire la nature et façonner à son caprice les dons qu'on en a reçus ; c'est encore arranger son existence dans l'avenir, lui faire traverser tous les malheurs pour la garder heureuse ; pressentir la joie et la douleur, jouir de l'une et triompher de l'autre ; un rêve, c'est la contemplation, l'agitation et la vie de l'esprit, son action sur lui-même dans la paralysie du corps ; c'est l'usure de la vie par l'oubli du temps ; c'est la perte de l'instant qui s'échappe du présent pour se perdre dans le passé sans écouter le temps ; car sinon ce serait l'inquiétude, et l'inquiétude est l'aride et âpre gustation de l'attente, l'absence d'une satisfaction espérée , la curiosité de savoir le résultat d'un calcul du hasard, la faim avide de l'avenir; donc la consommation d'un temps d'aspiration riante; voilà le moyen , l'insouciante rêverie, voilà le but. Etonnant prestige! Quand l'âme se fatigue de cette insouciance , le tabac crée alors des émotions par le songe d'un drame, dont l'illusion trouve encore un gracieux dénouement , puis anéantit les terreurs pour donner de nouveau place à l'indifférence.

Ou bien encore, c'est l'hallucination des sens de la vue ou de l'ouie , pour revoir une patrie qui n'a pas été la vôtre, des amis que vous n'avez jamais vus et des femmes que vous n'avez jamais aimées; entendre le bêlement des chèvres sauvages dans des jardins anglais , des musiques suaves et harmonieuses dans la voix des bergères limousines, pour retomber ensuite au milieu de la foule bruyante de Paris.

Si ce n'est une hallucination, ce sera pour l'exilé, pour le prisonnier, pour le paria , le transport de la pensée dans une patrie, une famille , vers des amis qui compatissent aux peines ; pour l'exilé , la saveur douce, l'odeur suave de son tabac rappellent celui dont il usait au milieu des siens ; moments heureux qui prophétisaient sans doute le bonheur, mais dont il retrouve les impressions variées, presque les mêmes délices renaissant à chaque bouffée, à chaque prise ; ne sont-ce pas des moyens de dévorer l'espace et les temps ? Pour le prisonnier, c'est un muet accord au grand concert de la société qui se divertit, danse ou pleure autour de lui ; une diversion aux regrets d'un effroyable passé pour lui faire écouter derrière les barreaux de fer la foule qui s'agite, murmure, souffre, jouit, ne l'attend pas, ou oublie de l'attendre, et enfin lui donner l'espoir de s'unir bientôt à elle ; pour le malheureux rejeté et proscrit, au milieu du monde, c'est encore une consolation dans la privation des jouissances que ce monde eût pu lui faire goûter, si ce n'est la gustation factice de ces jouissances.

Les rêves tiennent à eux seuls tous les bonheurs ; ce sont des images en beau qui adoucissent le rude des affections. L'illusion adoucit mieux le cœur que la réalité ; car l'illusion, les facultés de l'esprit étant saines, vaut mieux que la réalité ; l'illusion avec la réalité ne vaut guère mieux que la seule illusion : c'est la voie la plus sûre pour arriver à remuer l'homme dans ce qu'il a de meilleur. Cabanis a dit : « On adore les puissances invisibles comme sa maîtresse, peut-être uniquement parce qu'on adore, ou qu'on a besoin d'adorer une maîtresse ; parce que cet insatiable besoin de sentir, dont on est tourmenté, ne peut toujours se satisfaire suffisamment sur des objets réels. De là non seulement résultent beaucoup de jouissances et de bonheur pour le moment, mais naissent et se développent la plupart de ces dispositions sympathiques et bienveillantes qui seules assurent le bonheur futur et des individus qui les éprouvent, et de ceux qui, dans la vie, doivent faire route commune avec eux. »

Aimer seul : c'est le mot et l'idée sublime du dévouement ; ce n'est pas seulement une restriction de volupté, de crainte ou de jalousie, c'est le passage de l'humanité entière dans le cœur de l'homme ; c'est toute la charité de l'Evangile ; c'est la bonté instinctive, spontanée, calme, silencieuse, et pourtant ardente, qui porte à l'allégement de toutes les souffrances nobles ou vulgaires ; c'est la participation par le désir à l'intérêt commun de la société ; c'est la bienveillance infinie pour toutes les passions tristes, décourageantes, mauvaises par leur rage et leur désespoir ; c'est la pitié pour la flétrissure, l'enthousiasme pour le désintéressement ; c'est une mystérieuse sympathie pour le bonheur d'autrui ; ce sont encore toutes les jouissances d'un amour de famille ; la sollicitude d'un père qui se consulte sur l'avenir de ses enfants. d'un fils à établir, d'une fille à marier selon son cœur; les méditations d'un fils qui se consulte sur le goût de sa mère, pour la surprendre un jour de fête; la résignation dans la douleur pour ne pas verser une larme dans le sein d'une sœur ou d'une mère, larme qui pourrait chagriner cette sœur où cette mère; le souvenir d'un frère qui a partagé nos amusements et nos chagrins d'enfant; les pleurs de joie à un retour, et les pleurs de tristesse à un départ; c'est enfin le transport de la pensée vers une amante qui n'est pas là; que fait-elle à cette heure? Oh! sans doute, elle arrange les fleurs qui la rendront plus brillante ce soir au bal; non, elle lit; elle réfléchit, elle pense peut-être à moi; attendez, elle se lève, vient regarder les passants à sa fenêtre; comme elle est jolie au milieu des fleurs de son parterre aérien; elle ne peut les déparer; mais elle regarde dans la rue; elle sourit, à qui? Un homme entre, il lui presse la main; Dieu! il l'embrasse!... Ah! merci, pipe ou tabatière, ce n'est pas un amant, j'ai reconnu son père. — Que n'est-ce pas encore qu'aimer seul? après aimer deux, c'est ce qu'il y a de plus beau, quand une fureur jalouse ne prend pas au cœur comme un remords du bien qu'on a fait.

Vivre seul : Pour l'homme isolé qui travaille de la tête ou des bras, tout est néant autour de lui ; loin de l'agitation et du bruit, il n'a d'image ou de souvenir de la vie que son tabac qui brûle (1) ; il ne songe plus au luxe, à l'or, aux inutiles profusions des unes, à la tristesse, aux besoins et aux privations des autres ; il occupe son esprit et son corps aux exigences d'une nécessité actuelle. Là, c'est le poète qui traîne son imagination dans les champs du mysticisme : pauvre occupation, quant à son utilité, lorsqu'elle n'a pour but qu'une jouissance privée, une volupté égoïste ; mais sublime, lorsqu'elle est une consécration au bien d'autrui, à l'instruction et au développement de l'intelligence des autres, c'est-à-dire lorsqu'elle tend à montrer la voie par laquelle doit arriver le messie du bonheur dans l'avenir des peuples. Là, c'est l'écrivain qui a observé et se souvient ; il amuse ou attriste, mais il impressionne toujours plus ou moins, selon son talent ; c'est une forge continuelle des instruments ou de jouets de nos occupations d'esprit ; avec lui

(1) La combustion a toujours été prise comme terme de comparaison des phénomènes qui se développent depuis l'origine jusqu'à la fin de l'existence. Le poète Aris avait directement appliqué cette comparaison au tabac dans son poëme adressé à Bigat :

Est nostræ exemplar vitæ, Bigate, tabacus
Ut fumus perit, ut pulvis et ut folium.

le monde se repose ou travaille ; il remplit aussi
bien le vide des récréations des uns , qu'il est aux
autres un sujet de labeur. Là, c'est l'homme de la
science ; soit le chimiste qui manipule, soit le chirurgien qui nécropsie, soit le physiologiste qui ex-
périmente , soit le mathématicien qui rumine un
problème , soit le médecin qui consulte. Là , c'est le
peintre qui dispose les personnages d'un tableau
pour le musée , le musicien qui compose un opéra ,
l'acteur qui répète un rôle ; tous, enfin, ces personnages qui se concentrent dans leur imagination,
leur science, leur art, pour faire surgir des traits
d'esprit , de génie ou de vérité Dans cette continuelle laboration du cerveau, dans cette réaction
incessante des impressions extérieures vers le centre
des facultés, dans cette expression continue qui
doit faire jaillir la création ou les rayons de bonne
vue, comme l'eau jaillit d'une éponge, dans cette
concentration et cet épanouissement de l'intelligence , disons que , pour beaucoup , la pipe si
souvent reprise , si souvent abandonnée , la prise
qui succède si souvent à la prise , sont des armes
puissantes de cette concentration et de cet épanouissement, de cette action incidente et ana-
camptique de l'esprit.

Là , c'est l'homme qui n'est ni artiste ni machine,

ou plutôt qui est l'un et l'autre ; qui polit de ses mains ce que son esprit a trouvé d'ardu dans son travail ; qui est l'architecte et le maçon d'un meuble ou d'un instrument ; qui arrange avec son goût ce qu'a échafaudé la force de ses poignets; qui enfin est l'auteur et l'éditeur de ses objets d'industrie.

Là aussi, c'est l'homme que le hasard a fait un grossier rouage, qui tourne dans la grande mécanique vitale ; sans ambition ni regret, avec la seule constance de ses instincts, il ne veut être ni esclave ni roi, mais il défend sa place. Oh ! il a bien du mérite celui-là ! il lime la sougarde des fusils de notre armée, et les clefs de nos prisons avec le même courage qu'il maçonne des murs de fortifications et des arcs de triomphe. Il est grand ; car, servant chaque jour la patrie, il mérite d'elle, et ne demande pas de récompense ; il a nos sympathies, car chacun de ses jours est utile à ses concitoyens ; eh bien! il se concentre aussi, lui, puisqu'il est isolé ; et si, honni et rejeté par les grands qui se font la vie heureuse en lui faisant la vie pénible, il rit sous la fumée d'une pipe qui lui donne du courage, c'est que, fort de sa conscience, il trouve dans sa conscience la force de mépriser le mépris.

A vous, priseurs et fumeurs, plus de tabac! alors poète, plus de poésie ni d'amour ; peintre, plus d'imagination et de coloris ; compositeur, plus d'inspiration ; savant, plus de science ; mécanicien, plus d'art ; ouvrier, plus de courage et de résignation ; vous êtes presque tous des corps malades et flétris, non de fièvre, mais de langueur ; vous avez le sang glacé, parce que votre âme, qui n'a plus ni force ni feu, est dans l'abattement sous le poids de la privation.

Oh ! mais quand l'homme seul ne rêve, n'aime ni ne vit qu'au-delà de son présent, il peut jouir encore ; il s'élance hors de la vie terrestre, divinise son existence ; ce ne sont plus les sens qui savourent cette fumée, c'est son âme seule, son âme qui l'étudie, l'analyse, s'identifie avec elle, pour se perdre ainsi dans l'espace ; voilà le poétisme de l'action.

Dans ces nuages de fumée qui ondoient çà et là, il y a des images, des peintures, des problèmes, tout un musée, tout une géométrie ; il y a des anges, des démons, des caractères étranges, des cercles microscopiques, des cercles gigantesques, des globules, des montagnes, tout un monde écrit en signes inconnus, en lettres cabalistiques.

Voilà Dieu qui descend, sur son trône radieux ,
au milieu des séraphins pour nous juger, nous,
êtres immaculés ou satans terrestres ! Voilà le ciel
avec ses élus qui jouissent de la béatitude infinie,
ou avec des esprits de ténèbres qui alimentent le
feu flamboyant des expiations. Erreurs !

Voilà une bien jolie tête de femme ! comme je
l'aimerais si elle était vivante, comme je caresserais
ses cheveux ; comme je collerais mes lèvres à ses
lèvres. Bonheur !

L'horrible tête de vieillard ! il grimace le désespoir dans sa longue barbe grise ; il éblouit par le
feu de ses regards ; il menace de toute l'expression
terrible de sa physionomie. Malheur !

Voilà des vierges couronnées qui semblent chan-
ter des hymnes d'amour et de gloire. Espérance!

L'immensité avec ses mondes , ses habitants ;
que de voyages dans les cieux , que de choses ef-
frayantes et curieuses dans ces voyages ! tout une
mythologie nouvelle entée sur l'ancienne : des cen-
taures, des tritons, des syrènes qui se sont échan-
gé quelques membres ; des têtes d'aspic à des élé-
phants ; des queues de crocodile à des chiens de

chasse ; des monstres énormes et hideux comme le phoque avec des cornes de cerf et des barbes de baleine ; enfin des figures horribles d'animaux, dont il n'existe pas de fossiles , qui hurlent en montrant des gueules béantes. affreuses par leur dimension et la présence de longues dents aiguës ; figures qui magnétisent par la puissance du regard !

Mais l'esprit se fatigue bientôt de ces visions, pour la description desquelles il y a tout un livre à faire, et s'endort bercé par un espoir de bonheur et de fortune.

Ces phénomènes d'erreurs ne s'expliquent que par la confusion des notions directes et distinctes qui viennent des choses saisies par les sens, avec les impressions spontanées du cerveau ; confusion d'ou naissent des images méconnaissables, appartenant aussi bien au vrai qu'au faux.

Prévenons une objection : ces impressions sont des *riens* que beaucoup éprouvent à peine, et qui du reste ne sont d'aucun poids dans la balance des félicités de l'homme? Des riens ! mais en quoi consiste donc le bonheur, sinon dans l'acte qui fait passer le cœur d'une occupation agréable à une autre, d'une satisfaction à une autre? Le bonheur

n'est point dans l'instant fugitif de délirantes exta-
ses, mais dans la paisible jouissance d'un *bien-
être* (1) corporel et moral, dans l'acte des sens
d'un homme qui découpe pièce à pièce les parties
qui composent le plaisir, et en savoure une à une
les parcelles ; comme il s'est délecté, une fois
dans la vie, des voluptés ineffables d'un amour
en détail, c'est-à-dire les préliminaires, les aveux et
la récompense.

Pour tous donc, c'est un foyer de consolations ;
un foyer où chacun, dans la solitude, va trouver
des inspirations et du courage ; privé des paroles
douces d'une mère ou d'une épouse, on retrouve
là ces paroles ; c'est une âme, une passion, une
fortune ; c'est un don de Dieu : *Deus nobis hæc otia
fecit*; l'exilé revoit sa patrie, le prisonnier sa famille;
d'une vie éloignée enfin, on peut, à son gré, en faire
une vie présente.

(1) « Le bien-être n'est pas toujours dans un rapport direct
avec l'énergie vitale. Celle-ci peut être quelquefois si forte
qu'elle occasionne par cela même un sentiment habituel d'inquiétude et de malaise. Cardan raconte que lorsqu'il se portait
bien, non seulement il était tourmenté de l'activité la plus
malheureuse, mais qu'il se trouvait alors presque incapable
de l'attention qu'exigent les travaux de l'esprit : pour jouir
de toutes ses facultés morales, il avait besoin d'être malade,
ou de fixer cette inquiétude dévorante par des douleurs artificielles. »   CABANIS.

Cherchons au milieu du monde : nous retrouverons encore, là, cet amour excentrique, le même anachorétisme, mais au milieu de la foule; cet amour isolé et caché dans cette foule, comme isolé et caché dans une étroite mansarde. Nous retrouverons l'homme portant dans sa poche son bien, comme jadis Bias, dans sa tête; riche dans sa misère, supportant plutôt les attaques et les tortures de la faim que la privation du tabac ; ne vivant presque plus que par cette jouissance, et préférant supporter les autres besoins, que faire une concession à celui-ci.

Voyez, au milieu d'un groupe d'enfants qui jouent à côté d'une femme qui s'occupe des soins du ménage, l'ouvrier grave et silencieux dans son travail, fait jaillir de l'angle de sa bouche des vagues de fumée, qu'une main d'enfant dissipe au milieu des rires, lorsque cette main peut les atteindre, mais qui vont se briser sur le plafond noir, lorsqu'ils arrivent intacts. A travers les traces de soucis prématurés, et l'image d'une vie usée, avant l'âge, par les veilles, vous reconnaissez sur son visage le sceau d'un tranquille bonheur ; mais s'il devient tout à coup grave et morose, si son visage se plisse désagréablement, c'est que demain il se privera de tabac pour donner du pain à ses enfants ; ses enfants vivront, mais lui souffrira puisque les paroles

d'une femme aimée seront insuffisantes pour le
consoler, lui privé d'un autre ami......

Ailleurs, ailleurs : parcourons la société où, fumant et prisant, les hommes jouissent et vivent en
commun.

Parcourons les tabagies hollandaises, flamandes
et anglaises, les brasseries allemandes. Là, chacun,
accoudé sur une table de bois jaunie par la bière,
fume et boit; car la bière fait aimer la pipe, la pipe
donne du goût à la bière. Les sourcils rabattus, causant et se comprenant du regard, chacun est absorbé
par l'étude des physionomies et la gustation prolongée de la fumée narcotique. Arrêtons-nous un
instant sur ces types, qui sembleraient perdus dans
les siècles, sur ces figures statuées d'une expression
morne et pourtant passionnée; d'un phlegme em-
preint d'une grande et riche beauté d'intelligence.
Otez à toutes ces têtes poétiques, rêveuses et pro
fondes, qui frappent à leur aspect, ôtez la longue
pipe d'écume ou de porcelaine, et il ne restera qui
des têtes graves et mystérieuses, qui sembleront
plutôt conspirer que méditer au lieu de ce regard
pénétrant, de ce sourire sombre, de ce front pâle et
réfléchi au lieu de cette contemplative philosophie
de cette morne attention, de cette attitude aisée et

insouciante , il ne restera ni enthousiasme , ni activité d'esprit , ni stoïsme ; il ne restera à ces pâles et froids visages que l'expression d'un bien-aise guindé ; au lieu d'une pensée généreuse, d'un travail politique, ou plutôt d'une inquiétude charitable , il ne restera qu'une immorale empreinte d'égoïsme (1).

Jetons un coup d'œil sur l'Espagne : Dans les cabarets , dans les maisons particulières , dans les rues , sur les places, voyez, surtout à une époque comme celle-ci de tourmentes civiles , sous la toque, la veste de peau de bête et le petit manteau de rigueur, ces hommes en groupe qui , tous debout, la cigarette de papier de Barcelone à la bouche , se serrent, se rapprochent, mais avec défiance ; ces hommes, qui portent l'orgueil et l'amour bien haut, souvent inactifs des bras , si ce n'est pour obéir à leurs passions ; ces hommes bruns et bilieux à l'excès ; ces hommes dont le feu du cigarre n'efface jamais le feu des yeux, yeux fixes ou sauvages, doux ou terribles , amis ou menaçants , qui portent si bien l'empreinte de tous les sentiments qui impressionnent et émeuvent ; les hommes, que deviendraient-ils sans tabac ?

(1) Paris possède quelques-uns de ces types dans certaines brasseries fondées à l'instar de celles de Strasbourg.

Cherchons en Orient : Qui peut remplir les jours
d'inertie dans laquelle sont plongés les hommes?
Couchés sur de moelleux divans, au milieu de
femmes languissantes d'inactivité, ils ont une vie
bien triste à force d'être indolente, bien fatigante
à force d'être monotone; il faut, pour ces êtres,
qui n'ont de l'espèce humaine que le corps, qui
n'ont des jouissances de l'espèce que le sommeil, la
table et les voluptés d'amour, trop grandes pourtant pour qu'ils en connaissent l'énigme, la mort
d'un temps qui les épuise et les énerve; mais, chez
eux, le tabac est plutôt un moyen d'enivrement
physique qu'un moyen d activité morale, une satisfaction à un besoin de sensualité qu'une satisfaction à un besoin de méditation.

Enfin pour prendre une contrée qui, par rapport
à nous, forme le quatrième point de la croix du
voyage de notre pensée, passons en Amérique pour
admirer l'irréfléchie expression de figure des naturels qui, assis en rond, fument le calumet, dans
une posture d'oisiveté, et d'un air presque sérieux.

Mais où le tabac tient la plus grande place réservée, c'est dans nos estaminets silencieux comme
les brasseries du Nord, ou bruyants comme un tri-
pot de filous. Nos estaminets, où la conversation

est tantôt froidement polie, tantôt animée, pourtant presque toujours intime, liante, communicative, indiscrète même, tant la fumée est capricieuse par la disposition des lieux et des esprits ; tant elle donne un plaisir morose quelquefois, follement irréservé souvent, mais du plaisir et de la tranquille satisfaction toujours. Dans nos réunions publiques, se font toujours les assistances communes à un plaisir commun, quel que soit l'effet du plaisir sur chacun en particulier.

Le tabac s'agence encore admirablement dans une barque pleine de joyeux amis, qui chantent quand ils ne fument pas, qui fument quand ils ne font pas de la musique ; chant qui se mêle au murmure cadencé et plaintif de l'eau battue par la rame ; musique qui se mêle au claquement faible et mystérieux des lames qui se brisent sur le flanc du bateau ; chant et musique qui se prolongent sur la surface polie des eaux, pour aller se heurter et se perdre sur le rivage, et faire place à des nuages d'une fumée qui ondule, vacille et tremble comme les réponses de l'écho.

Où il assiste, mais sans âme pour faire rêver, n'ayant que des palais insensibles à châtouiller, et un sang épais à émouvoir, c'est au milieu de l'or-

gie, entre des hommes ivres de vin et d'amour,
brutes et dégoûtés, et des femmes belles de figure,
mais horribles de gaîté, assoupies par un atmosphère de volupté et les crises hideuses de leurs
convulsions. — Fi ! c'est là où il assiste souvent,
mais où il est affreux, où il endort d'un sommeil de
brute, aussi bien qu'il réveille avec le remords :
alios hic fumus dormientes facit , vigilesque alios
(G. L. BECK), où il énerve au lieu de fortifier, où
il se fait ordure, après s'être fait encens ; c'est là
que, puant, il se mêle si dégoûtamment à l'haleine
liquoreuse et infecte, pour se faire, à juste titre,
proscrire, fouler aux pieds, et jeter dans l'égoût,
lui qui s'est fait une renommée immense de gloire
et de poésie !

Car il trouve place aussi bien dans la bouche de
nos dandis que dans la bouche de nos chiffonniers ;
il est aussi bien à l'aise dans la tabatière d'écorce
de nos portières que dans la tabatière d'or de nos
rentiers du Marais ; il a autant de mérite entre les
doigts délicats et effilés de la jeune femme qui le
goûte en cachette, qu'entre les doigts énormes et
serrés d'un vieux mari qui le savoure avidemment.
A part quelques censeurs arriérés et ridiculement
rigides, quelques filles de bonnes maisons et quelques bégueules, chacun prise ou fume ; les bou-

tiques de débit sont déjà un point de contact de toutes les classes de la société, en attendant la multiplication de ces points.

Ne doit-il pas en être ainsi? lui qui sourit à tous, et satisfait les exigences de tous, dans les tranquilles occupations comme dans celles qui remuent fortement le cœur; celles qui, passant par l'esprit, émeuvent profondément l'organisation.

L'homme, pris en fâcheuse circonstance, tire sa tabatière, pour trouver dans sa tabatière le conseil dont il a subitement besoin.

L'homme, à la nouvelle d'un malheur, prend sa pipe, et trouve dans sa pipe la consolation que bien des raisonnements, bien de douces paroles ne pourraient lui donner. Et ce n'est pas en agissant sur une partie sensible du cœur, que s'opère ce phénomène; mais en pressant le temps qui, dans ce cas, est le meilleur remède. Et la douleur s'échappe peu à peu; ce n'est point un baume qui guérit par une seule application, mais adoucit le mal, avant de l'aider à disparaître. Ce n'est pas l'horloge qui sonne l'heure décisive, mais le sablier qui filtre grain à grain l'espérance..

L'homme du peuple, lui, n'est-ce pas une continuelle agitation que sa vie : condamné qu'il est à la
misère et à la fatigue, combien de souffrances
n'a-t-il pas à alléger ! Pour expliquer le support de
ces souffrances, n'allez jamais nier les compensa-
tions ; car ce serait faire une brèche pour laisser
passer le doute ; et la croyance est encore un moyen
de consolation pour bien des gens. Faisant sans
cesse abnégation de lui-même pour s'enchaîner à
de dures professions ; heureux, quand il n'y use pas
sa patience ; quelle résignation il lui faut ! sans espoir d'amélioration, au milieu d'une incessante
perspective de privations, de labeurs ; de combien
de courage ne le faut-il pas pourvu ! un instant de
repos, une minute de réflexion pour laisser raisonner son stoïsme ou sa piété ; et sa pipe qui ne
l'abandonne jamais, s'offre en ce moment pour lui
faire retrouver la philosophie qui s'échappait.

Et puis, ce penchant irrésistible à renouveler les
ressources de satisfaction, par le moyen d'un confident qui le suit partout, est bien naturel. Ce confident attaché, comme la vie au corps, invite souvent. Le moindre mouvement rappelle qu'un ami
est là, dans la poche ; *trahit sua quemque vo-
luptas ;* la tentation vient ; on est si heureux de
consolations, même sans qu'on en ait besoin. Et

bourrant sa pipe, le travailleur chasse sa mauvaise pensée, s'il avait une mauvaise pensée; oublie le travail qui lui meurtrit les doigts et les rend calleux, prêt à continuer ou recommencer ce travail avec ardeur. Une puissance tout imaginaire est venue lui prêter aide dans ses occupations mécaniques; c'est une nouvelle force d'esprit ajoutée à la force des bras.

Ce ne sont pas les seuls prodiges qu'enfante chaque jour le tabac. Ce serait abuser de la permission de douter, que de douter de sa part de lauriers dans les hauts faits de notre armée.

Sans doute nos soldats sont braves, même sans pain, même sans souliers; mais, comme tous les antres hommes, l'idée de patrie n'entre pas seule dans leur cœur. Ils ont besoin du reste de pensées riantes, pour les distraire de pénibles actualités; ils ont besoin de secrets confesseurs pour éloigner les regrets, et leur voiler de douloureux tableaux; ils ont besoin du son fugitif d'une musette suivie d'un troupeau; ils ont besoin d'un chant villageois, comme les suisses du Rantz des Vaches; ils ont besoin de tout un livre de souvenirs. Partout, le tabac leur fait lire dans ce livre; et ils y lisent le calcul de leur situation passée, présente et future, proportion mathématique dont l'inconnue se trouve au fond d'une pipe, comme Napoléon y lisait la situation de l'Europe par rapport à la France et à lui, proportion dont l'inconnue se trouvait au profit de son ambition dans la dernière prise de sa poche de cuir.

Willis disait : « Le tabac en fumée n'est pas seulement utile aux soldats et aux matelots, mais il est même absolument nécessaire, en ce qu'il les rend moins susceptibles de la crainte que le danger pourrait leur inspirer, et de la peine que leur cause les incommodités qui sont inséparables de leur état. »

Donc, ce fut un compagnon de notre gloire ; suivez partout les défenseurs de nos frontières du Rhin et du Piémont, en devoir de repousser la coalition qui nous cernait et voulait nous envahir ; suivez-les en Italie, en Égypte, en Autriche, en Espagne, en Russie, suivez ces vieilles murailles de chair faites de jeunes et vieux soldats avides de triomphes et imbus de principes humanitaires, tant et si glorieusement combattus à la convention ! Ils attendent l'heure du combat, c'est-à-dire de la victoire, ils s'expliquent, chacun selon sa conception, les combinaisons stratégiques des généraux, de la république ou de l'empire ; sinon , ils rêvent; mais en rêvant , ils fument ; ne semble-t-il pas que la douceur d'une de ces occupations s'encadre admirablement avec la douceur de l'autre? s'y lie même indispensablement? Sans pipe, savoir si beaucoup penseraient à autre chose qu'aux exigences matérielles de leur condition, qu'aux détails indispensables d'un service de guerre ; savoir, si quelque chose viendrait les délasser des rudes fatigues d'une campagne, si les amers regrets d'une joie tranquille viendraient faire diversion à l'enthousiasme du triomphe.

Ne faut-il pas que la vie soit remplie de toutes les émotions possibles du cœur; si elles ne sont pas présentes, palpables, l'imagination les crée, rêvant tour à tour une forme qui émeut ou qui charme.

Il fallait donc aux yeux de nos enfants de France, loin de la patrie , autre chose que la vue des habits rouges et les bonnets de cosaques au milieu de la fumée, au milieu des campagnes de la vieille Germanie la vue des larges eaux du Danube ; il fallait la jolie figure d'une sœur ou d'une fiancée; elles sont toujours jolies quand on les aime ; l'expression de joie, l'épanouissement d'un père et d'une mère, au retour.

Il fallait aux oreilles autre chose que la voix de l'officier qui hurle son commandement, autre chose que le chant du *brutal*; il fallait la voix des vendeurs ambulants ou des orgues fausses de Paris, ou le chant joyeux d'une paysanne.

Avec l'odeur de la poudre, il fallait aussi le parfum des fleurs arrosées par une main chérie. Eh bien, de tout cela, nécessaire à une vie si agitée, à une vie si aventureuse, si remplie de tumulte, si avide de repos, le soldat trouvait encore le temps de s'en réjouir; car on trouve toujours plus de moments à se replier en soi-même, quand l'existence est active que lorsqu'elle est complètement oisive et inoccupée. Cette joie passée, ce triomphe présent le suivaient partout, parce que la pipe portait avec elle une partie de cette joie et de ce triomphe. C'était aussi bien un moyen de rappeler les impressions passées, que de ménager les terribles émotions présentes. Et ces émotions se mesuraient encore à la grandeur péripétique des circonstances. En effet, autre satisfaction était de fumer la veille d'une bataille ou le lendemain d'une victoire; et la solution de toutes ces questions de la vie privée se trouvait là, comme le résultat des plus hauts-faits d'armes, et des démarches les plus gigantesques de notre politique.

Dans la pipe du grognard, prenaient place une humble chaumière d'un village de France, un vieillard rêvant à son fils, une maîtresse infidèle oubliant son premier serment, une cloche de chapelle dont le tintement ne se faisait plus entendre même aux décades, un troupeau bêlant; aussi bien que la parole d'un président de la convention décidant que l'armée de Sambre-et-Meuse ou l'armée d'Italie avaient bien mérité de la patrie.

Ainsi donc, loin de ses pénates, le soldat dans sa pipe retrouve ses pénates; sa pipe qui soutient son énergie, aide sa résignation; c'est son existence passée, son existence à venir; c'est sa consolation dans la peine, sa joie dans la douleur, c'est son grade, sa maîtresse à lui; sa maîtresse, car cette pipe représente toutes les affections. L'illusion remplace avantageusement la réalité, car on jouit davantage de ce qu'on désire que de ce qu'on possède; sa maîtresse fidèle, tandis que peut-être l'autre..... Celle-ci ne faillit jamais. Au camp, c'est un pur souvenir de village; au village une flatteuse pensée de gloire. Ne voit-on pas encore quelques débris de notre grande armée, retrouver cette grande armée dans un *brule-gueule* culotté qui a fait le tour de l'Europe; dans son fonds noir, retrouver inscrits, comme étaient inscrits sur nos drapeaux, les noms des champs de bataille où nous avons vaincu. En racontant ces conquêtes, le narrateur cite les lieux où il l'a fumée, cette pipe qui ne le quittera jamais; là sans doute le tuyau était plus long, le tabac plus rare; mais la fumée en était si exquise !

Pourquoi faut-il que cette pipe qui a été pour lui un bonheur, une fortune, un bien de corps et d'âme, de l'or, un jouet, un rêve, une fête, toute une poésie enfin; cette pipe qui a partagé ses chances, ses aventures, qui l'a aidé à vaincre à Lodi, Marengo, Iéna, Friedland, Austerlitz, cette pipe, qu'il bourrait si gravement de *caporal*, se soit remplie de boue à Waterloo, trompé qu'il fut par le hasard ou plutôt trahi par des suppôts de tyrans et des séides de l'étranger.

Et notre nouvelle armée a les mêmes affections; l'habitude du tabac commence avec le noviciat de la vie militaire. Que fait pour le conscrit le ridicule d'un malaise qu'entraîne les premiers essais de cette pratique ? Il veut fumer aussi lui; il fume dans nos villes, autant pour remplir l'oisiveté d'une caserne, que pour chasser la nostalgie qui le tuerait; il fume parce qu'il sait que la révolution a envoyé devant l'ennemi quatorze armées, chantant la *Mar-*

scillaise d'un coin de la bouche et fumant de l'autre;
il fume, parce que les braves qu'il remplace fumaient, et que si ces braves ont jadis subjugué l'Europe avec leur ardeur, leur enthousiasme, leur résignation et leur courage, c'est en compagnie d'une
pipe bourrée et allumée; il fume au corps-de-garde
en attendant qu'il fume au bivouac; il fume à la
barbe de ses chefs en attendant qu'il fume à la
barbe des Russes et des Anglais; et il n'est pas dé-
chu, car, attendant le premier coup de fusil avec
autant d'impatience que le *grognard* attendait la
décision d'une affaire, il fume avec autant d'avidité
une pipe neuve et pleine, que le *grognard* fumait
une pipe brûlée et à moitié vide, faute de quoi la
remplir. Hélas! pourquoi n'a-t-il que 5 centimes
par jour pour acheter son tabac; ou pourquoi le
tabac coûte-t-il 20 centimes les 25 grammes?

Nous parlons du soldat de terre, comme nous
pourrions parler du soldat de mer. Durant ces
longues traversées, ces croisières monotones; durant ces quarts paisibles et solitaires de la nuit,
l'âme du marin calcule l'espace qui le sépare de ce
qu'il a de plus cher, pour trouver le plus souvent
un abîme entre lui et le bonheur; se perd dans des
rêves d'Hoffmann, parmi les fantômes, les anges,
avec toutes les chimères riantes et terribles jusqu'à

ce qu'une perception désolante de réalité la réveille et la replonge dans une solitude insipide. Mais, avec du tabac, le marin, à moins qu'il ne soit complètement brute, ce qui devient de plus en plus rare, n'est jamais seul : « *Que ferait une âme isolée dans le ciel même* (1). » Car l'âme même réellement isolée a besoin de fréquentations, seraient-elles imaginaires.

Nous reproduisons en entier un tableau des effets du tabac sur le marin, par M. Forget (*Médecine navale*), d'abord parce que ce tableau nous paraît profondément senti, ensuite parce que M. Forget fait partie du nombre des écrivains charitables qui font entrer beaucoup de leur sensibilité dans ce qu'ils écrivent, même quand ils écrivent la science : « Il répond (le tabac) à cet impérieux besoin de sensation dont l'homme est tourmenté, et qu'il cherche à satisfaire en nourrissant des appétits grossiers au défaut des impressions plus délicates qu'il rencontre au sein d'une société dont il est actuellement privé. C'est une vieille absurdité que de déclamer sans cesse contre les écarts de l'imagination et les goûts prétendus contraires à la nature ; tous les actes de l'humanité trouvent leur raison dans l'humanité même, et l'homme en se livrant à ces écarts ne fait qu'user du privilége de

(1) Dernières paroles de Bernardin-de-St-Pierre.

son organisation s'exerçant dans les limites de sa puissance; donnez à son imagination, à ses sens, un aliment conforme à vos institutions ou à vos préjugés sociaux, et l'homme sera ce que vous voulez qu'il soit ; là gisent les avantages de l'éducation ; mais qu'avec des sens et des idées avides agissantes, vous le placiez dans des conditions autres, vous aurez aussi d'autres déterminations, d'autres penchants ; en un mot, le marin use de tabac comme vous usez de café, de bals, de spectacles, comme le littérateur se repaît de Voltaire, le savant d'un problême abstrait : tout vient se résoudre dans ce grand mobile de l'humanité, la sensation. Chez les uns, et c'est le plus grand nombre, cette sensation est instinctive, irréfléchie ; ils en recueillent les bienfaits comme ils jouissent de l'air qu'ils respirent, c'est-à-dire qu'ils n'ont qu'un sentiment négatif dont la conscience n'est éveillée que par la privation. D'autres plus heureux se replient sur les impressions senties..........

« Il porte au recueillement, ramène les idées au passé ou les lance dans l'avenir; et, comme l'opium des Orientaux, répand sur les créations imaginaires un voile de béatitude qui masque les couleurs sombres, et reflète les doux rayons de l'espérance.

« Voyez ce matelot fumant sur le drôme : son recueillement ressemble au sommeil ; pour lui le bonheur, c'est l'oubli ; voyez actuellement ce jeune officier mesurant à pas pressés la longueur des passe-avants, et lâchant sa bouffée à chaque évolution sur lui-même : celui-ci nage dans les espaces de l'avenir, il commande un vaisseau, bat les Turcs à Navarin, que sais-je? Le premier dort sans rêver, le second rêve sans dormir; tous deux sont heureux à leur manière. Le réveil pour eux sera pénible peut-être ; mais ils ont fait provision de quiétude pour toute la nuit, et demain ils recommenceront; en attendant les jours s'écoulent, le navire fait route, et bientôt nous serons au port. »

Quelques objections qu'on puisse émettre, ce n'est plus un besoin factice adopté par une société compacte et fournie d'impressions aussi nombreuses que variées ; ce n'est plus un besoin pour en remplacer d'autres ; c'est un besoin créé, grandi et impatronisé parmi nos autres besoins. Il faut donc l'accepter sans restriction ; les efforts pour le détruire étant du reste inutiles, et vice ou vertu, selon les vieilles ou les nouvelles têtes, on ne peut rien faire contre son autorité. Le petit nombre de pédants qui braille encore, pourrait-il arrêter les tendances de tout un peuple. ou mieux, des habitudes qu'il n'est plus lui-même en son pouvoir de détruire ?

Et l'on dira par exemple : Est-il bien rationnel qu'un peuple progressif conserve les *modes* mauvaises, anti-naturelles, dégoûtantes des peuples sauvages de l'Amérique?

D'abord ce n'est pas une mode ; il n'existe pas de coutume qui ne se trouve bizarre, sinon ridicule, prise au point de vue le plus sain de la philosophie historique.

Et d'ailleurs, nous fumons et prisons ; mais l'on ne nous voit pas nous écraser, aplatir, arrondir le nez ; équarrir la tête de nos enfants ; nous percer les joues, les lèvres et la cloison du nez; nous retrancher quelques doigts ; nous enlever un testicule, *pour ne jamais faire d'enfants jumeaux* ; nous déraciner les cils et les sourcils; nous éplucher la barbe; nous déchiqueter la peau ; nous la diaprer par des incisions figurées ; nous ficher de longues aiguilles dans la carnosité des fesses; vivre nus; nous brûler; nous manger, etc ;

Nous prisons et fumons comme les sauvages d'Amérique; mais nons ne sommes pas encore, par rapport à eux et en raison des coutumes, d'une beauté parfaite ; nos vêtements seraient-ils plus jolis à leurs yeux que leur tatouage aux nôtres ? s'ils se pendent des anneaux au nez, nos femmes s'en pendent aux oreilles. S'ils se diaprent la peau, nous avons le blanc et le rouge pour nous farder les parties exposées aux regards ; si leurs femmes se peignent les cheveux, et se font, autour des yeux, des cercles noirs avec du jus de pomme de Junipa, nous avons *l'eau Indienne, l'eau Phénoménale.* Qui sait si, le climat permettant de ne pas nous vêtir, sans certaines lois de pudeur et de réserve, et le commissaire de police qui représente un certain degré de civilisation, nous ne nous peindrions pas comme les caraïbes (1)! S'ils portent des couronnes faites en plumes d'oiseaux, nos femmes arborent les aigrettes, les fleurs artificielles. S'ils vont

(1) Les Indiens d'Amérique ne sont pas les seuls qui se soient peint le corps : le prophête Jérémie l'a reproché aux Juifs ; Tacite le dit des Allemandes (*Livre des mœurs des anciens Allemands*) ; Pline, (livre 22, chap. 1) et Hérodieus (*Vie de Sévère*) nous apprennent que certains peuples de la Grande-Bretagne, n'ayant l'usage d'aucun vêtement, se peignaient le corps de diverses couleurs, et y représentaient des figures d'animaux, d'où ils furent nommés *Pictes*; les Goths se rougissaient le visage avec du cinabre ; les premiers Romains, si nous en croyons encore Pline (livre 55, chap. 7), se rougissaient de minium les jours de triomphe.

nus, ce n'est pas par immoralité ; mais les mail-
lots collants de nos danseuses ne dessinent-ils pas
suffisamment les formes, et n'est-ce pas par lubri-
cité que souvent nous allons voir les ballets ?

Dites où est placé le sens du beau dans la mode ;
pourquoi un corps velu ne nous plairait-il pas
comme aux Maldivois ; pourquoi, au lieu de nous
blanchir les dents, ne les noircirions-nous pas ,
comme font les Japonais, ou ne les rougirions-nous
pas avec du bétel, comme les Maldivois ?

Mais vous, vous trouvez affreux tout ce qui
n'est pas dans vos mœurs ; et maintenant qu'une
coutume s'est faite un besoin que vous ne pouvez
changer, comme vous changez de toilette, vous
criez ! Utopistes, criez donc contre les choses plus
déraisonnables. — Vous ne voyez pas que les femmes sentent plus le pacthouly que nous ne sentons
le cigare ; que leurs robes sont si bouffantes qu'il
est impossible de distinguer une épaule de travers;
que leurs corsets sont des masques trompeurs qui
les mettent à la torture et les rendent phthisiques ;
et que les hommes avec leurs chapeaux d'une in-
croyable niaiserie, leurs habits étroits. leurs
bottes gênantes, leurs cheveux frisés par le fer du
coiffeur, et puant toute espèce d'essences, portent des cannes qui ne conviennent qu'aux vieil-

lards. Que dire? on ne peut trouver beau , joli ,
raisonnable que ce qui a été trouvé beau et raisonnable par le plus grand nombre. Et laissez faire les
usages ; ils ont plus de solidité qu'aucune de vos
modes frivoles ; l'opinion est plus forte que vos
spécieux raisonnements ; et dites qu'en pareille matière, les oppositions n'ayant point arrêté la marche
des choses, tout est pour le mieux dans le meilleur
des mondes qui jusqu'alors est possible.

Cette habitude est-elle mauvaise? non , car il
faudrait qu'elle fût nuisible ou immorale ; elle
n'est point nuisible , du moins nous en parlerons
plus bas ; elle n'est point immorale , car la voix pu -
blique eût arrêté son extension. Chacun a applaudi
à l'abolition des jeux ; qu'on vienne fermer les dé-
bits de tabac, et, en France, trente millions de
Français se leveront pour les rouvrir.

Est-elle anti-naturelle? Il y a un vieux dicton mis
à jour par Laharpe, et qui est resté dans toutes les
bouches , parce qu'il résout bien des propositions :
Tous les goûts sont dans la nature. Idée qu'a déve-
loppée M. Forget, et que nous avons exprimée
plus haut : « Tous les actes de l'humanité trouvent
leur raison dans l'humanité même, et l'homme, en
se livrant à ses écarts , ne fait qu'user du privilége

de son organisation, s'exerçant dans les limites de sa puissance. »

Est-elle dégoutante? Ce ne pourrait être qu'en raison de son odeur ; car l'air d'hébétude des gens abrutis vient moins du tabac que de l'ivrognerie et la débauche. Mais le musc, le vétivert ne sont pas plus agréables pour certaines personnes que le tabac pour d'autres . disons ; au contraire, qu'il y en a plus qui aiment l'odeur du tabac, qu'il n'y en a qui aiment les essences, même parmi les personnes qui semblent, par le genre d'éducation qu'elles ont reçu, le plus s'en éloigner.

Du reste, en fait d'odeur, personne ne doit se prononcer; chacun a son caprice de sensation, son idiosyncrasie ; et l'on ne peut pas plus se permettre d'imposer ce caprice aux autres, qu'on ne peut les forcer de ne pas l'avoir. Accordons pourtant que le goût des parfums est un peu une convention des organes de l'odorat, chez nous, en fait de musc, par exemple, comme elle l'est chez les Orientaux en fait d'assa-fœtida. Et il n'y a pas à douter que les coquettes pousseraient le servilisme de la mode jusqu'à remplacer les pastilles du sérail, qu'elles brûlent dans leurs boudoirs, par des feuilles de tabac, si un jour le pouvoir de la mode l'exigeait.

Tant pis alors, parce que ce serait un symptôme de décadence, ou du moins une épreuve de plus dans la destinée du tabac.

Et tâchons d'oublier les modes, les haines de parti, les exigences de salon, l'hypocrite et mignarde pudeur des cérémonieux ; car, en fait de principes, le passé s'enchaîne avec acharnement au présent, et avec lui les impressions de nos pères transmises comme droit d'hérédité ; triste privilége des préjugés et des erreurs, qui les font hanter dans les coutumes des peuples comme une bouture de raison et de vérité, ainsi qu'une fausse idée s'implante dans un jeune cerveau, et y grandit quelquefois tant qu'elle ne peut être détruite ; pour demander que tous, selon leurs instincts, selon leurs lois privées d'organisation, puissent mettre en jeu le libre exercice de leurs goûts, en tant toutefois que ces goûts auront pour limite la gêne bien démontrée aux goûts des autres.

Car les détracteurs ont plutôt été guidés par le dégoût qu'ils se trouvaient avoir pour une plante nauséeuse, sinon par une autorité supérieure, que par ses dangers réels.

Nous devons pourtant avouer qu'un abus excessif peut avoir des suites plus ou moins graves ; que

si les exemples funestes et dûment authentiques
sont rares, les cas rapportés par les auteurs, nombreux mais suspects, en raison de certaines passions préventives, nous ne devons pas douter que
les excès en tabac ne puissent entraîner des maladies résultant de l'absorption d'une matière toxique
trop considérable ; qu'ils peuvent avoir pour effet
immédiat et subit les accidents qu'occasionnent
les poisons végétaux stupéfiants (voir effets toxiques) tels que la belladone, la stramoine, la jusquiame ; et pour effet médiat, certaines maladies
organiques, résultant du défaut de désassimilation
de matière alibile ; effets plus sensibles et moins
rares chez des sujets mal disposés, et à qui on pourrait alors appliquer ce vers de Virgile :

Hic quos durus amor crudeli tabe perdidit.

Mais, sauf l'abus exorbitant, cette passion est trop
refrénable pour avoir le danger des autres ; et, du
reste, l'économie sait intuitivement la mesure des
quantités suffisamment absorbées ; car l'instinct est
presque toujours en sens direct de la raison. Ainsi
le dégoût invincible succède à la satiété, ou la modération sait ménager l'attrait, accord final qui
fait agir un abruti contre un penseur ; connaissance
intime qui, dans les deux cas, fait pressentir, aux
sens et à l'esprit de l'homme, qu'une prévoyance

du desir est le commencement d'un rapt fait à l'a-
grément que procure la satisfaction du besoin , et
que c'est une science précieuse pour la santé que de
savoir modérer ses plaisirs.

Après avoir parlé des effets de l'usage du tabac
sur l'homme à l'état de santé , nous ne pouvons pas
clore ce chapitre, déjà si long, sans citer une observation remarquable de ces effets à l'état de maladie ; nous n'avons qu'un mot à dire.

Généralement les malades ne peuvent supporter
le tabac, quelque habitude qu'ils en aient eue; et
c'est une coutume bien établie dans le monde de
ne faire dater la convalescence qu'à l'époque ou le
goût de la pipe et de la tabatière revient. *Lœtari
mente in omni morbo, bonum* (Hip.) (1). Il y a des
considérations bien intéressantes à faire sur cette
observation ; mais elle nous mènerait trop loin ;
contentons-nous de signaler aux physiologistes ,
que ce phénomène de connaissance occulte des
maladies semble reposer sur les mêmes lois que la

(1) Nous connaissons une dame qui ne peut prendre de
tabac durant toutes ses grossesses , malgré la grande habitude
qu'elle en a ; sitôt qu'elle est accouchée, ce goût revient ;
mère de trois enfants, elle a toujours reconnu, à ce signe
d'aversion pour le tabac, qu'elle était enceinte.

connaissance raisonnée des fonctions; que ces faits dont le principe échappe, mais fait admirer un ordre physique obscur et sublime, tiennent sans doute aux phénomènes de spontanéité que nous avons déjà signalés à l'article *botanique*, phéno- mène d'intuition, de perception intérieure, qui a pour cause à peu près saisissable, à peu près cer- taine la répulsion, nous voudrions dire magnéti- que, pour certaines substances qui seraient nuisi- bles à l'économie : à l'état de maladie, le raison- nement ne dit-il pas que les forces de l'organisation étant employées à l'élimination d'un principe mor- bifique, c'est vouloir débiliter davantage, abuser, désarmer ces forces que de leur opposer une autre matière étrangère aux matières naturellement as- similables ?

CHAPITRE IV.

—

Actions spéciales.

> L'intempérant est plus animal,
> le tempérant plus homme.
>
> VIRBY.

On prend du tabac sous trois formes : 1° par la bouche, en fumée; 2° par le nez, en poudre; 3° par la bouche, en feuille.

Avant de décrire spécialement ses actions sur nos organes et leurs fonctions, il serait assez urgent d'exprimer l'opération qui a pour résultat les actions.

Nous n'avons pas de mot en français qui rende l'idée simple de l'opération, ayant pour objet la présence de la fumée dans la bouche : nous avons bien le mot fumer ; mais c'est souffrir à la convention des licences auxquelles s'opposent les lois raisonnables d'une langue, que de vouloir exprimer semblable idée par semblable mot ; ou plutôt c'est exprimer le contraire de l'idée. Est-ce le tabac qui fume l'individu ou l'individu qui fume le tabac ? Évidemment c'est le tabac qui fume l'individu par la même raison linguistique que le laurier et le genièvre fument le jambon : à moins toutefois qu'on ne fasse du tabac qui fume et de l'instrument où il brûle, des parties intégrantes de l'individu.

Avec la permission des bienveillants lecteurs, nous proposerons le mot FUMENBUCCATION *fumus in buccâ*) ; s'il a un un défaut d'euphonie, rejetons un peu ce défaut sur son inusitation ; s'il est long, il n'exprime que mieux l'idée à exprimer. Pourtant pour ne pas blesser les usages admis, nous continuerons à nous servir du mot *fumer*, en attendant que l'opinion publique juge favorablement ou défavorablement celui de fumenbucquer.

Nous avons pour les deux autres opérations des expressions reçues dans le langage ; ainsi, pour l'opération de priser, *errhinnation*; celle de chiquer, *machication* (1).

FUMENBUCCATION.

Nous passons les considérations à faire sur l'opinion de l'Allemand Becher, qui, dans le siècle dernier, prétendit que les anciens médecins de la Grèce et de Rome faisaient fumer du tussilage dans des *fistules* (il n'en donne pas la composition), pour remédier à certains vices du poumon et du thorax. Outre le peu d'intérêt qu'offriraient ici des recherches d'histoire de la thérapeutique, nous avons à examiner un point curieux sur l'origine de l'usage de fumer du tabac et non d'autres subtances.

Dans notre notice historique, nous avons traité les questions de temps et de lieu, mais nous ne nous sommes pas appesantis sur les motifs de cet usage.

(1) Nous prions Messieurs de l'Académie de nous passer l'alliance de ces trois mots dont le premier a des ascendants latins, le second grecs, le troisième français.

On sait que, dans les pays à peine habités, et où l'agriculture est, pour ainsi dire, abandonnée aux seuls caprices de la nature, les insectes ailés et non ailés se multiplient au-delà de l'imagination. Au printemps surtout, ils en obscurcissent le ciel; et la terre est couverte de mouches, de taons, de moustiques, de cousins, de maringouins, de pucerons, de fourmis, etc., qui persécutent les hommes. Le climat d'Amérique semble favoriser cette singulière propagation (propagation bien plus manifeste à l'époque des voyages de Colomb que de nos jours), comme l'Ukraine favorise celle des sauterelles.

Les sauvages du Nouveau-Monde avaient découvert le moyen de s'oindre et de se vernir la peau de raucou et de drogues odorantes pour repousser les insectes(1); ils avaient trouvé bon aussi de s'entourer continuellement de fumée, précaution qu'on retrouve chez les Lapons, qui brûlent autour de leurs cases des espèces d'agarics ; et chez les Tunguses, qui ne marchent jamais sans avoir une espèce d'encensoir ou de cassolette suspendue au bras,

(1) Tout le monde connaît l'habitude dégoûtante qu'avaient les Indiens de croquer leurs poux, prétendant ainsi qu'il ne peut y avoir de honte à dévorer des animaux qui les dévoraient eux-mêmes. Singulière peine du talion.

et dans laquelle brûlent sans cesse des herbes
sèches.

Les Américains, qu'ils aient ou non commencé
par user des procédés des Lapons et des Tunguses,
en ont inventé un bien plus ingénieux. Armés de
tabacos, de pyciets, ou si l'on préfère de mousquetons, de sarbacanes, de roseaux, de joncs, dont la
moelle avait été rongée par de certaines fourmis, et
qu'ils bourraient de feuilles sèches de tabac (1), ils
pouvaient, en humant la fumée produite par la combustion d'une des extrémités, diriger une quantité
voulue et limitée de cette fumée sur presque toutes les parties du corps, doués qu'ils étaient comme
on sait, d'une faculté de souplesse excessive. On
comprend ainsi qu'un moustique venant à se placer sur leur cuisse, ceux-ci, par le moyen de leurs
tabacos, s'emplissaient la bouche de fumée, et, en
se courbant vers le point occupé par l'animal,
l'inondaient d'un nuage narcotique qui devait,
sans contredit, le faire lâcher prise, l'étourdir ou
le tuer. Cet usage avait l'avantage sur les autres d'é-
viter la gêne continuelle d'un tourbillon de fumée;

(1) Nous avons eu à Paris, en 1834, la mode des pipes de
roseau ; c'est une tige longue, étroite et vide de sa moëlle, en-
châssée dans un fragment court et gros, fragment de la même
plante, qui servait de fourneau. Ces pipes peuvent, jusqu'à un
certain point donner une idée de celles des Caraïbes.

ce qui occasionne chez les Lapons de fréquentes et terribles maladies des yeux.

Ainsi donc , l'art de fumer a été à son origine un moyen d'assainissement. Ce serait mentir à notre conscience, aux crédules lecteurs et aux renseignements dont nous nous sommes entouré , que de ne pas avouer qu'il entre dans cette description un peu de supposition de notre part ; mais tant de circonstances viennent corroborer le fait, qu'on peut l'avouer très probable ; pour notre part, nous y croyons sincèrement.

Ce ne serait point une objection fondée que celle qui pourrait s'établir sur cette assertion, que quelques naturels , entr'autres les Chiliens , faisaient sortir la fumée par les narines. Les Chiliens n'étaient que des peuplades venues probablement des Antilles ou du Haut-Mexique , et par conséquent ne pouvaient avoir pris cet usage que des Caraïbes ; ce qui n'ôterait pas aux Caraïbes un mérite d'invention utile. Du reste, on peut à la rigueur conduire la fumée , par l'intermédiaire des narines , à peu de chose près, aussi bien qu'avec la bouche.

Nous avons vu que ce moyen n'est pas toujours resté chez eux un expédient pour se débarrasser des animaux parasites qui les incommodaient ;

nous avons vu comment la fumée pouvait remplacer des impressions ignorées ; nous avons vu comment chez nous elle faisait naître des sensations
aussi impérieuses que celles inhérentes aux conditions de l'organisme ; qu'avec ces droits acquis elle
jouait, comme source précieuse de jouissance tacite, un rôle de modification puissante dans les effets des affections du cœur (1).

Il y a trois manières de fumer le tabac : 1° en
cigare, 2° en cigarette, 3° en pipe ; c'est-à-dire le
tabac brûlant seul, le tabac enveloppé d'une substance combustible et qui brûle en même temps
que lui, et le tabac dans un godet incombustible.
Le cigare est une petite quantité de débris de tabac
ou *tripes* enroulés dans un fragment de feuille nommé *chemise*, liés par la torsion d'une des extrémités ;
la cigarette est tout simplement du tabac haché,
enveloppé et roulé dans du papier sans colle ou de
la paille de maïs ; la pipe est un instrument de
substance variée, composé d'un bassin ou vase

(1) *Videtur fumus tabaci abarcere ab impensis cogitationibus
ut illi, qui otio dediti, melancholica phantasmata facili negotio
per usum tabaci pellere possint.* (GREMBSIUS.)

Un poète allemand appelle le tabac à fumer le *maître des
soucis*, der grillen meister.

qu'on nomme *fourneau*, duquel s'échappe un tuyau plus ou moins long.

Nous ne passerons point en revue toutes les espèces de cigares ; nous ne ferons que citer ceux de Havane, dits de la *Vuelta de Abajo ;* ceux de *Saint-Vincent ;* les *Chirontes,* cigares monstres, qui font beaucoup de fumée, très longs à fumer, et que les commandeurs et majordomes des habitations d'Amérique quittent et reprennent successivement ; enfin les *bouts de nègre*, détestables cigares longs et grêles, que les esclaves fument avec passion, et qu'on retrouve quelquefois dans la bouche de nos promeneurs qui sans doute ne les trouvent excellents que parce qu'ils viennent des Antilles ; les *bouts français* dont l'extrémité n'est pas tordue ; les petits *cigares de Belgique*, etc.

A propos de cigarette, nous dirons qu'en France nous avons beaucoup de fabriques de papier de *Barcelone ;* qu'il se fait aussi, d'après une invention récente, des cigarettes enroulées de papier coloré en brun, et imitant le cigare à s'y méprendre. Nous dirons encore que les Indiens de la mer du Sud enroulent leur tabac dans des feuilles de platane, qu'ils arrangent en forme de pipe après les avoir fait sécher au soleil.

Le mot pipe, suivant le *Dictionnaire de Trévoux*, vient de *pipeau*, chalumeau à l'aide duquel on hume toutes sortes de liqueurs, ou plutôt du latin *pipa*, qui signifiait un chalumeau servant à humer le sang de J.-C. dans la communion, comme on le voit dans le testament de Saint-Evrard, rapporté par Lemire : *in codice piarum donatium*, ou ce chalumeau est appelé *pipa aurea* (Pelouze, père).

C'est encore à l'Amérique que nous devons l'invention de la pipe ; au rapport de Mundia, les Anglais, ayant découvert la Virginie, en 1595, s'aperçurent que les habitants se servaient pour fumer de tubes d'argile.

De là, perfectionnement dans la forme, variété de choix dans la matière. Il serait fastidieux de faire une peinture des milliers de formes ; quant à la composition, on y a introduit des substances diverses, des terres blanches ou colorées, la porcelaine, les métaux, le zinc, l'argent, l'étain, l'antimoine, le bois (celui d'Ulm est très estimé), l'ivoire, la corne, l'écaille, l'agathe, la cornaline, le succin, le talc, etc. La pipe la plus chère, même par comparaison avec celle en or, est la pipe d'ambre jaune, d'un grand volume, exempte d'imperfections. Vient ensuite cette espèce de talc, qualifié d'*écume de mer*, variété de la craie de Briançon, très voisine de la pierre olaire.

Pour les pipes de luxe, l'*écume de mer* est la matière la plus généralement employée. Au sortir du bloc, ces pipes qui ont pu être taillées avec une grande facilité, conservent une certaine mollesse; on les fait cuire alors à une chaleur très douce, et pendant longtemps, après les avoir imbibées d'huile de sésame parfumée. Au sortir du four, elles ont acquis une moyenne dureté, et c'est alors qu'on s'occupe de leur donner le beau poli qui les distingue. On compose une *écume de mer* artificielle ; mais celle-ci, qui consiste en une pâte terreuse liée avec de l'huile de lin rendue siccative, et colorée par des oxides métalliques, ne donne que des pipes qui infectent quand elles sont échauffées. Du reste, ces pipes, comme celles d'ambre jaune, sont sujettes au grand inconvénient d'éclater par l'impression subite du froid après qu'on y a fumé : aussi les possesseurs les tiennent-ils toujours entourées d'une espèce de turban plus ou moins élégant, afin de les garantir d'une subite transition de température (P. p.).

Vient l'*oukas* des mahométans de la Turquie, du Mogol et de la Perse ; cette riche pipe, dont la fumée traverse une sorte de bain-marie, parcourt un tuyau de dix à douze pieds et à double courant, ou *gargoulis*, avant d'arriver à la bouche, perd dans son trajet une partie de son calorique, et de sa mordicité, c'est-à-dire de ses principes actifs solubles ;

Et le *calumet* des nations sauvages du Sud et de l'Ouest de l'Amérique septentrionale, qui est d'un usage commun, comme moyen de rapport dans les relations des diverses tribus, dans les cérémonies, dans les communications de famille, et les négociations internationales de paix ou de guerre (1). Le calumet, pipe dont le tuyau est fort long et dont la tête a la forme de nos anciens marteaux d'armes, tête composée d'une sorte de marbre rougeâtre fort aisé à travailler, tuyau d'un bois léger, peint de différentes couleurs, tête et tuyau ornés de plumes d'oiseaux, passe aux yeux des naturels pour un présent du soleil. Ainsi en y faisant fumer ceux dont ils recherchent l'alliance, ils prennent le soleil pour témoin et garant

(1) C'est aux *Panis*, nation établie sur les bords du Missouri, et qui s'étend assez loin vers le nouveau Mexique, que le soleil, suivant la tradition des sauvages, a donné le calumet. (*Hist. gen. des roy. de La Harpe.*)

de leurs traités , persuadés que le *grand esprit* les punirait en cas d'infraction (1). En passant, nous flétrirons la mémoire des maîtres colons qui, au rapport de Simon Paul, rejetaient l'esclave fumeur, et l'abandonnaient ainsi à la misère, ou le frappaient de verges et de bâton lorsqu'ils le surprenaient fumant, lui qui, sans nous, heureux et tranquille dans sa famille et sa patrie, eût sans obstacle porté à son cou le calumet bariolé, son instrument de fortune et de joie, comme l'Arabe à la ceinture porte son *chibouke*, sa pipe fidèle; Indien et Arabe auxquels on peut appliquer ce si joli vers de Virgile :

Solamenque mali de collo fistula pendet.

Nous passons légèrement sur les pipes de Turquie faites avec des terres d'argile colorée, celles soi-disant faites avec le limon du Nil, nos imitations d'une certaine pâte terreuse, colorée à l'aide de manganèse, mélangé avec du peroxide de fer, etc. ; nos tuyaux odorants de cerisier et de merisier, ceux de jasmin, de lilas et d'érable dont usent les Polonais et les Prussiens. Ces bois, com-

(1) Chez les Indiens de l'isthme de Darien , lorsque les *anciens* s'assemblent pour traiter quelque affaire, un jeune homme se présente avec un *gros bout de tabac* à la bouche, dont

muniquent leur arôme à la fumée, qui s'entasse
autour de leurs parois et en imprègne leurs tissus,
mais, par cette raison, perdent avec le temps
l'odeur pénétrante qui leur était particulière ; toutes pipes de luxe qu'on enrichit encore le plus souvent par l'addition d'un bout d'ambre ; addition
qui du reste n'est pas sans quelque avantage hygiénique.

Et nous arrivons aux petites pipes de terre
blanche. Remarquons d'abord que la fabrication
de ces pipes emploie, en France, plus de 6,000 individus ; que dans les seules villes de Saint-Omer et
d'Arras, il y a en activité cinq grandes fabriques,
dans lesquelles plus de 3,500 individus (principalement femmes et enfants) trouvent un travail assez lucratif ; et pourtant que le fabricant, en les livrant à la grosse, ne les vend pas plus de trois
centimes pièce.

Ces pipes, chez nous, datent des guerres de la
Fronde. Les Hollandais ne s'en servent jamais

il souffle la fumée sur le visage des assistants les uns après
les autres, et ils reçoivent ce parfum avec tant de plaisir,
que pour n'en perdre que le moins possible, ils font de leurs
mains une espèce d'entonnoir pour conduire cette fumée dans
leurs narines. *(Nouveau voyage aux îles de l'Amérique, par le
père P.)*

qu'une fois, à moins qu'ils ne se donnent la peine de les repasser au feu. Elles sont incontestablement les meilleures pour nos véritables fumeurs prolétaires, surtout celles dites *pipes belges* et qui sortent des fabriques de Givet. Nous n'entrerons point dans le détail minutieux des précautions à prendre pour le *culottage ;* mais nous dirons que la fumée laissant dans le fond du godet une partie de son *huile empyreumatique*, forme une couche plus ou moins élevée, selon la manière de fumer et le temps que la pipe a été fumée ; couche circulaire dans sa partie supérieure et qui s'épand peu à peu dans la longueur du tuyau. Cette huile empyreumatique filtre à travers le tissu de la terre, en y déposant une crasse noire qui participe des principes actifs et des substances extractives du tabac, substances que la combustion peut faire volatiliser; elle en imprègne tellement la terre qu'elle apparaît souvent à l'extérieur sous forme de gouttelettes. Ce liquide jaune-noirâtre, qui se forme en grande abondance par les aspirations trop fortes et trop souvent répétées des jeunes fumeurs, se présente quelquefois à l'extrémité caudale du tuyau, et vient irriter par ses propriétés *âcres* les lèvres et la langue. Aussi certaines pipes de porcelaine ou de bois sont-elles pourvues d'un réservoir appelé *pompe,* destiné à recevoir, en grande partie, le liquide.

Léonard Beck exigeait du tabac à fumer quatre qualités : bonne odeur, bon goût, s'allumant bien, et faisant des cendres blanches. Ce sont certes des conditions indispensables de bonté. Mais l'odeur n'est-elle pas soumise aux caprices des idiosyncrasies, caprices que surmonte, il est vrai l'habitude ; mais le goût n'est-il pas soumis à certaines conditions de l'organisme, du climat, du lieu, du degré d'usage? Ainsi certains ne peuvent fumer que du tabac *doux*, auquel d'autres ne pourraient s'habituer. Les moyens d'apprécier à la simple vue les trois dernières conditions sont à trouver; les gourmets consommateurs exigent pourtant que le tabac haché, non mouillé, fasse *perruque,* comme ils disent, et que la feuille qui recouvre les cigares, du reste bien fournis, soit d'un jaune pâle, et piquetée de petites taches blanches. Quelques-uns ajoutent au tabac, pour diminuer son âcreté ou lui donner de nouvelles propriétés, des feuilles d'autres plantes ; telles qu'un tiers en volume de pétales de roses blanches. Nous n'approuvons point cette pratique ; outre les inconvénients qui peuvent survenir par l'emploi de feuilles dangereuses ou par leurs disproportions, feuilles dont la plupart des consommateurs ignorent les propriétés, le tabac en mélange de substances étrangères n'atteint point le but désiré.

Nous n'établirons point des préceptes pour les moments propices à fumer, rejetant toute crainte des prétendus dangers de la proximité des heures de repas; pourtant nous croyons qu'il est plus propice pour la digestion de fumer après qu'avant. Et il est à considérer que certains individus feraient difficilement leur digestion, s'ils ne couronnaient leur dîner d'une ou de plusieurs pipes. Nous disons qu'on a supposé à tort des dangers, parce que la quantité de salive à réparer se mesure chez les individus à la quantité sécrétée; et cette sécrétion se répare, sans inconvénients, par l'absorption plus considérable de liquides et de boissons, tout ménagement des forces observé.

Quant à la question de lieu, certes l'exécution du conseil de Becher ne laisse pas que d'être quelquefois agréable quand elle est possible; conseil qui consiste à fumer à l'air libre, par un atmosphère tempéré, dans une forêt, un jardin où l'odeur des fleurs se mêle à l'odeur du tabac. Avec l'exigibilité de ces conditions, que feraient quelques habitants du Nord qui, dans l'hiver, ne peuvent supporter la température, que renfermés dans de hauts et vastes poêles?

M. Gory veut sans doute parler des néophites,

quand il avance que le cigare les enivre moins
que la pipe ; parce que, dit-il, le principe *subtil*
et *volatil* est plus circonscrit dans le godet de la
pipe, et est entraîné avec la fumée en aspirant,
tandis que les cigares brulent à *l'air libre*, et que
nous ne pouvons en recueillir tous les principes.

L'aspirant qui tente pour la première fois l'usage
de la pipe ou du cigare ressent presque aussitôt
des symptômes d'empoisonnement ; accidents qui
disparaissent au bout de quelques heures, ou
même plus tôt, par le retour à la santé : malaise,
faiblesse, troubles de la vue, vertiges, mal de tête,
décoloration complète de la face, sueur froide,
impossibilité de se tenir sur les jambes, anéantissement complet, envies de vomir, vomissement et
et quelquefois évacuations alvines.

Napoléon eut une fois fantaisie de fumer pour
faire essai d'une fort belle pipe à l'orientale dont
lui avait fait présent l'ambassadeur persan ou turc ;
tout fut préparé pour cela. « Le feu ayant été appliqué au récipient, il ne s'agissait plus que de le
faire communiquer au tabac, mais, à la manière
dont sa majesté s'y prenait, elle n'en serait jamais
venue à bout. Elle se contentait d'ouvrir et de
fermer alternativement la bouche sans aspirer

le moins du monde. « Comment diable! s'écria-
t-elle enfin, cela n'en finit pas.» Je lui fis
observer qu'elle s'y prenait mal, et lui montrai
comment il fallait faire. Mais l'empereur en revenait toujours à son espèce de bâillement.
Ennuyé de ses vains efforts, il finit par me dire
d'allumer la pipe. J'obéis, et je la lui rendis en
train. Mais à peine eut-il aspiré une bouffée, que la
fumée, qu il ne sut point chasser de sa bouche,
tournoyant autour du palais, lui pénétra dans le
gosier, et ressortit par les narines et par les yeux.
Dès qu'il put reprendre haleine, « ôtez moi cela!
quelle infection! oh! les cochons! le cœur me
tourne. Il se sentit en effet comme incommodé
pendant au moins une heure, et renonça pour toujours à un *plaisir* «dont l'habitude, disait-il, n'était
bonne qu'à désennuyer les fainéant » (CONSTANT,
t. II.) Que de *fainéant* elle désennuie!

Néanmoins, ce qui nous a dégoûté d'abord n'est
pas sans nous tenter souvent encore; et, en ce sens,
ces effets peuvent être comparés aux plaisirs de
l'amour; la satisfaction d'un desir immodéré est
remplacé par l'affaissement, le dégoût même, dégoût qui sera plus tard remplacé par de nouveaux
desirs. — Peu à peu l'adepte se familiarise, jusqu'à
ce qu'enfin arrive l'habitude, quelquefois même
l'insatiabilité.

Alors un nouveau besoin s'attache à l'organisme ; comme la tentation aux penchants, l'activité aux membres, la pensée au cerveau du poète, la nécessité d'habits aux hommes de nos climats et de notre civilisation ; c'est le pendule des physiciens mis en branle, une racine de lierre inetractable attachée aux masures ; c'est une puissance qu'on ne peut détruire sans danger.

Car nous ne doutons point des dérangements plus ou moins funestes que peut entraîner chez certains individus, la cessation subite de la pipe. Mais nous ne pouvons assigner les affections qui en seraient le résultat, d'abord parce que nous n'avons pas de maladies graves à citer d'après nos observations personnelles, et qu'ensuite nous ne prenons pas sous notre responsabilité la vérité ou le mensonge des ophtalmies, des fluxions d'oreille, des apoplexies séreuses, etc., dont menacent quelques médecins du dix-septième et dix-huitième siècle.

Thoner raconte qu'un certain électeur, nommé Archiater, était tellement habitué à la pipe, que sa femme l'ayant prié d'en cesser l'usage, il avait répondu qu'il aimerait mieux perdre sa place, et les mille écus de l'empire qu'elle lui rapportait ; et

Lentilius, qu'un médecin du nom de Fleck, qui exerçait avec succès dans la Curlande, fumait quatre-vingts pipes par jour ; qu'à la prière de sa jeune épouse, il quitta la pipe, mais mourut au bout de six mois de ménage.

L'individu qui se soumet volontairement à l'habitude de fumer en ressent des effets immédiats et médiats, locaux et sympathiques. Les effets immédiats et locaux sont un chatouillement, une sensation de goût, indéfinissable faute de mot, et qui a quelque chose de l'impression que produit l'application légère de la ouate chaude sur une partie froide et sensible. Une bouffée de tabac tient encore de la sensation que fait éprouver une profonde et subite inspiration au grand air, quand on sort d'un endroit clos, ou bien de la sensation que fait éprouver la déglutition ménagée et prolongée d'un mets agréable et désiré ; plaisir de satisfaction qui se rapproche, par là, de celui de la satisfaction de la faim ou de la soif.

Les effets médiats et sympathiques sont : un semblant d'enivrement, une extase des sens, un agréable narcotisme, une presque suspension des sensibilités physiques et matérielles ; tant une partie de ces sensibilités est exaltée avec celles de l'es-

prit. Ces effets ont été diversement interprétés :
Beck, et après lui M. Gory, pensent que, se faisant
sentir sur le système nerveux, ils se communiquent
au cœur pour activer la circulation, et agir à la
manière des excitants diffusibles (1). Cette assertion n'est admissible qu'avec certaines conditions
données ; on ne peut être exclusif ; nous pensons
qu'agissant sur l'innervation , le tabac réveille en
certains cas la vie intellectuelle., comme il ranime
en d'autres la vie instinctive ; rarement les deux
ensemble.

Nous parlerons plus bas (effets toxiques) d'une
expérience que nous avons faite, tendant à donner
approximativement, une quantité de tabac étant
désignée, la valeur de substances toxiques qu'un
fumeur peut absorber par la fumée qui lui passe
dans la bouche.

Ce n'est point par l'astriction de la muqueuse,
comme quelques-uns l'ont avancé, que la salive
s'accumule dans la bouche, parce que la fumée
n'est point astringente ; mais par l'irritation des
follicules de cette muqueuse et des glandes salivaires. A quoi sert de répéter que les pertes inu-

(1) *Sanguinem eorum vehementer commovet, eumque ad ebul-
litiones organicas magis magisque stimulat et impellit.* (BECK.)

tiles de salive rendent les glandes moins sensibles à l'action stimulante des aliments, et ôte à ceux-ci une partie de leur dissolvant. En fait, les fumeurs ou chiqueurs, à moins qu'ils ne fument ou chiquent avant le repas, mangent-ils moins et digèrent-ils plus mal que les autres ? On a dit encore que certaines gens ne salivaient presque pas, en raison de la non-impressionnabilité des glandes salivaires, produite par leur insensibilité , la destruction du goût, suite d'usage trop souvent répété; le goût n'est point altéré , la sensibilité n'est point abolie, les glandes sont toujours impressionnables puisqu'elles sécrètent encore de la salive pendant cet acte comme en dehors de cet acte , et il y a une raison plus dominante à objecter dans ce cas, c'est celle qu'on trouvera dans les considérations sur l'habitude et ses compléments.

La fumée a la propriété de désagacer les dents. Voici comment cela s'opère : La sensation désagréable qu'on appelle ainsi résulte de l'action d'un acide sur la dent. Les deux principes alcalins (nicotine, nicotianine) qui se trouvent naturellement dans l'huile empyreumatique du tabac en fumée, saturent peu à peu cet acide et en détruisent ainsi l'action ; va sans dire que le produit nouveau, uni à la salive, est rejeté avec elle. Cette considération pourrait expliquer pourquoi certains fumeurs, qui ne salivent pas, ont les dents plus tôt détériorées que les autres, par la raison de présence de ce produit, qu'il soit le résultat de l'action des alcalis de la fumée sur des acides étrangers, ou des acides dont la salive est le véhicule en certains cas pathologiques.

De même on détruit les taches noires des dents, taches produites par l'usage de la pipe, en les frottant avec une substance mouillée d'un acide, le jus d'oseille ou de citron par exemple ; mais toutes les préparations dentifrices acides ne sont pas sans inconvénient. Si elles dépassent, en certains points, l'effet à obtenir sur le limon jaune ou noir, elles agissent sur le tissu des dents par une espèce de combinaison chimique, en attaquant leur émail et en compromettant leur brillant et leur solidité. Généralement il vaut mieux se servir de poudre de charbon bien fine, bien tamisée, ou de pierre-ponce lavée, porphyrisée et teinte en rouge par une pincée de laque ou de carmin. Ce dentifrice, qui n'agit que par le frottement, est innocent, lors qu'il est assez fin pour ne pas rayer les dents.

La cendre de tabac fumé est encore excellente, dans le cas où les dents sont altérées par le contact des sécrétions acides de la bouche; elle est employée, dans ce cas, comme agent chimique et comme agent mécanique, en raison des substances alcalines et de la matière charbonneuse qu'elle contient.

La fumée, comme substance étrangère autant que par sa propriété intrinsèque, excite les gencives; de là, formation de tartre qui s'accumule autour des dents; lequel tartre, par une odeur fétide quilui est propre, unie à celle du tabac, conséquence d'absorption par voie organique et par imbibition directe, donne un aspect dégoûtant à la bouche des fumeurs négligents; ce qui les fait repousser par les personnes délicates qui les fréquentent.

Evidemment le contact long et souvent répété d'un tuyau de terre use les dents. Aussi la plupart des fumeurs offrent-ils aux angles de la mâchoire une petite ouverture de la grandeur du tuyau produite aux dépens d'une partie externe des incisives et d'une partie interne des premières molaires, tant à l'arcade supérieure qu'à l'arcade inférieure. Le moyen de remédier à cet inconvénient est d'entourer, comme plusieurs le font, l'extrémité de la pipe qui entre dans la bouche d'un brin de fil, ou y ajouter un fragment de tuyau de plume.

Nous n'avons jamais observé que·la proximité d'un fourneau (*brûle-gueule*) fît fendre l'émail des dents, ainsi que quelques hygiénistes l'ont avancé ; mais nous ne doutons pas qu'elle puisse causer des engorgements de gencives, et que, de cet état morbide, résultent des sécrétions, ou formations anormales de sécrétions, dont le moindre des dangers serait l'ébranlement subséquent des dents.

Cullerier n'hésite pas à avancer que la syphilis (chancre dans la bouche) puisse se communiquer d'un individu à un autre par l'usage de la même pipe. Le citoyen Bertholet, dans son *Histoire médicale de l'armée d'Orient*, dit que la peste peut avoir pour véhicule l'humeur salivaire.

On trouve dans les auteurs des observations nombreuses de résultats funestes, obtenus non seulement par l'excès, mais par le simple usage de la pipe. Les observations que chacun est à même de faire tous les jours suffiront pour rendre fortement-suspectes celles des auteurs. D'abord Mellenbroc a fait, au commencement du siècle dernier, une peinture des passions, des goûts sordides des fumeurs, auxquels il a fait, comme complément de coloris du tableau, de furibondes menaces (1).

Joseph Lanzoni rapporte avoir connu un soldat qui fumait trois onces de tabac par jour : à l'âge de trente-deux ans, celui-ci commença à être attaqué de vertiges qui furent bientôt suivis d'une apoplexie violente qui l'emporta. — Le même auteur connut encore un homme qui devint paralytique et aveugle. — Helwigi cite l'exemple de deux frères, l'un âgé de 17 ans, l'autre de 18, dont l'un mourut apoplectique, l'autre de misère.—Murray rapporte aussi que deux frères périrent d'apoplexie, l'un pour avoir fumé de suite dix-sept pipes, et l'autre dix-huit. — Morgagni attribue une apoplexie mortelle à l'usage de la pipe. — Borelli eut à traiter un ictère survenu à la suite d'un excès de pipe. — Kerling prétendit que la fumée causait de l'anorexie, de la dispepsie; des fièvres intermittentes, hectiques, cachitiques; différentes obstructions et vices du corps; *qu'entrant dans les poumons,* elle y déposait une matière fuligineuse, les séchait, et les poussait ainsi à la phtysie, l'hémoptysie, l'asthme et la péripneumonie. —Tulpius, Helwigi,

____

(1) *Hodiè multi, non solum plebeii homines, sed et studiosi, imò seniores et honoratiores viri inveniuntur, qui quasi incantati de die*

Decker, lui attribuèrent des céphalagies, des pertes
de mémoire, des paralysies, des apoplexies. etc.,—
Francknarve, des hémoroïdes.— M. Arvers a connu
un jeune homme qui, ayant parié fumer vingt-cinq
cigares de suite, devint stupide, perdit l'usage de
ses sens, et ne les recouvra qu'après de violents vomissements. — M. Gory soutient qu'à la longue, la
fumée *affaiblit* le système nerveux, occasionne des
tremblements; mais il prétend aussi que l'évacuation de la salive occasionne l'amaigrissement (pour
être d'accord avec une bonne physiologie. il eût au
moins dû dire : *excite* le système nerveux : *sanguis
est moderator nervorum.* Hip.). M. Merat parle d'un
soldat ivre qui avala de la salive imprégnée de tabac;
qui évacua, s'assoupit, et bientôt réveillé par de
fortes convulsions, se mit à rire à gorge déployée,
perdit la vue pour quelque temps et parut atteint
de folie. —Percy attribue à l'habitude de fumer, la
diminution de l'appétit, l'imperfection de la digestion, causée par l'émission plus ou moins abondante de la salive, l'hydropisie, l'anasarque, le dessèchement, la consomption, les excoriations de la

---

*ac nocte præprimis autem mox a prandio vel cænâ hunc atrum, fœ-
tidum, saporis que ingratissimi fumum, instar nectaris deorum
haurire summâ trahuntur libidine, simulque plurium cerevisiæ,
et non nulli non sine maximo et inevitabili sanitatis detrimento,
vini, imò spiritus vini non parum ingurgitant.*

commissure des lèvres, le carcinome de la lèvre inférieure, et, assez ordinairement, l'endurcissement
squirreux et le cancer de l'estomac. — Beck cite
nombre d'auteurs qui prétendirent qu'elle rendait
impuissant (1). — Tissot assure qu'il n'a connu aucun fumeur passionné parvenir à la vieillesse. — Enfin pour caractères anatomiques : Van Helmont
affirme avoir vu un estomac teint en jaune, par la
vapeur du tabac. — Richard Morton dit que la fumée rend les poumons flasques, dessèche les vis-
cères et produit un véritable marasme. — Pansi assure qu'elle rendit tout noir le cerveau d'un individu. — Murray dit que le canal de stenon est plus
dilaté que chez les sujets qui ne fument pas. —
M. Gory a trouvé la muqueuse buccale d'un brun
particulier, et les glandes salivaires très prononcées;
— mais il est impossible de trouver une description aussi risible que celle que fait Kerckeling, d'a-
près les altérations organiques qu'il a découvertes
chez un fumeur (2).

(1) *Specialîm verò nicotianæ fumum genitalibus partibus se-
minique adversari et conjugium sterile efficere auctores non
nulli tradunt.*

(2) *Quid viderim quæris? domum mihi intrare visus sum verè
Plutonicam : ecce tibi in foribus atro colore tincta et quasi vene-
nato succo imbuta intumerat lingua. Quid trachea? camino similis
nigrâ fuligine undiquè obducta. Pulmones aridi, exsucci, et penè*

D'un autre côté, Beck a vu des hommes fumer vingt pipes de suite sans en être incommodés. — Thoner dit qu'un individu, pour le prix de deux cents écus de l'empire, fuma trente pipes pleines. — M. Gory a vu un Hollandais avaler le suc d'une éponge logée dans le tuyau de la pipe sans en avoir ressenti d'accident. — Les orientaux peuvent fumer, dit Percy, plus de dix énormes pipes, sans en être affaiblis. — B. D. nous apprend qu'un fumeur anglais, qui usait pour 8 schellings 10 fr.) de cigares, a été condamné au paiement de 40 liv. sterling pour consommation excessive. — Pourquoi aller si loin? nous pouvons voir tous les jours des fumeurs qui ne quittent guères la pipe qu'au moment des repas. — Et si réellement les cadavres des fumeurs présentent des altérations pathologiques particulières, il est à présumer que nos anatomistes prennent ces altérations pour des dispositions normales, ou tout au plus des nuances anomaliques; car ils dissèquent le plus souvent des tabacomaniaques.

friabiles ; hepar, tanquàm præ cæteris traxisset incendium, totum erat inflammatum, à cujus flammâ ne bilis quidem in cyrlide immunis erat: colorem traxerat ex purpureo viridentem. Ad intestina verò ut sunt corporis saburra, confluxerant totius ad ustionis carbones : plena enim erant nigricante materiâ quæ non 'miliorem ipso averno spirabat odorem.

Un véritable inconvénient de l'habitude de fumer, c'est qu'elle ne peut être cachée : les habits, les cheveux, les meubles, s'imprègnent de l'odeur du tabac; et en raison de l'absorption continue par la bouche (phénomène commun au tabac tordu ou en poudre) des substances immédiatement extraites, substances qui retiennent avec elles le principe volatil odorant (nicotianine), tout l'individu se trouve imprégné de l'odeur du tabac; un nez fin pourra la reconnaître facilement dans la sueur.

Quelques fumeurs possèdent la faculté de pouvoir faire sortir la fumée par les narines, les points lacrimaux, le conduit auditif; mais, dans ce dernier cas, il faut forcément admettre une perforation du tympan. Quelques-uns peuvent encore, après l'ingurgitation d'une bouffée, parler, cracher, boire. Les deux premiers cas s'expliquent par l'absence de fumée dans les bronches et dans la bouche; le second, par ce fait que la fumée, séjournant partie dans la bouche, partie dans l'œsophage, surnage les liquides qui se rendent dans l'estomac.

En terminant cet article, nous devons mentionner un argument qu'on a opposé à l'usage de la pipe ou du cigare : il ne s'agit rien moins que d'un raisonnement à la Federowitz. Pour fumer, il faut brûler le tabac ; pour faire brûler le tabac, il faut l'allumer ; mais le feu qui sert à l'allumer peut occasionner des incendies ; témoin, l'incendie de 1,200 balles de coton d'une valeur de 560,000 fr., arrivé à Liverpool par l'imprudence d'un ouvrier qui avait laissé tomber sa pipe sur une balle de coton ; témoin l'incendie de la houillère *La Vieille Espérance*, à Seraing ; témoins les accidents arrivés à deux jeunes gens, l'un de Kimbolton, l'autre d'Aubusson, qui eurent la maladresse de mettre dans la même poche de la poudre et une pipe ; témoin le malheur arrivé à Duhaut, menuisier, qui brûla à moitié dans son lit ; témoin l'incendie du Vaudeville ; témoin le récent sinistre du bourg de Creuilly, où quatre-vingt-treize maisons furent brûlées, etc., etc.

On pourrait, à la rigueur, compter les désastres qui ont eu cette cause ; mais ce qu'on ne pourrait calculer, ce sont ceux occasionnés par le feu des cheminées ; et ce qui nous étonne, c'est que quelques philosophes économistes n'aient pas encore demandé le comblement des âtres.

ERRHINNATION.

On nomme *errhins* (*er* dans, *rinos* nez) les remèdes qu'on introduit dans les narines pour agir sur
la membrane pituitaire.

En pharmacologie, le mot *prise* (*prehensio*) exprime la quantité de poudre médicamenteuse saisissable entre l'index et le pouce. Par extension,
cette expression est devenue tabacologique ; et, en
ce sens, elle s'applique aussi, à l'égard de certains
priseurs gourmands, à la préhension d'une quantité de poudre que peuvent contenir trois ou quatre
doigts, fait qui s'exprime en médecine par le mot
pincée. Encore par une extension forcée, mais qui se
conçoit par l'idée de mesure plutôt que par le fait
de l'opération en elle-même, on dit : *la prise chirur-
gicale,* prise de tabac contenue dans le sillon *car-
pien* qui sépare les tendons du long extenseur et
du long abducteur du pouce retractés.

Que le tabac en poudre ait été primitivement employé, hygiéniquement, pour faciliter un écoulement de mucosités, dans un but de distraction ,

ou , comme le prétend l'auteur des *recherches philosophiques sur les Américains*, et comme nous ne le
croyons pas , pour réveiller les esprits assoupis des
Indiens , nous ne chercherons pas à débrouiller le
fil entortillé de l'origine de son usage.

Nous passerons aussi son histoire qui, chez nous,
remonte à l'introduction de la plante ; pour laisser
à de plus patients le devoir d'éclairer cet amas fastidieux et *fatratique* d'aventures médicales , depuis
qu'elle (cette poudre) a guéri, par le conseil de ses
médecins, Charles IX de maux de tête auxquels il
était sujet ; depuis que, sous Louis XIV, il était de
bon ton d'en abuser au point d'en être *barbouillé* ;
depuis que dans notre époque, elle est devenue le
partage de presque toutes les femmes qui se font
déjà vieilles à trente ou quarante ans, et de presque
tous les hommes *raisonnables*, ou qui se posent
comme tels, à quarante.

Pour ce qui est des tabatières, maintenant que les
priseurs ne râpent plus eux-mêmes leurs carottes,
la mode en fait, dans la *classe élevée* de la société,
un objet de luxe. Il faut dire que l'industrie, qui
en crée un objet d'importance majeure, s'y prête
admirablement. On en fait de toutes formes et
d'une variété infinie de matières. Quant aux ma-

tières, l'or, l'argent, le platine, l'ivoire, l'écaille, les bois les plus précieux, principalement le buis, le carton moulé, la corne, etc. sont le plus généralement employés. Quant à la forme des boîtes, les unes sont carrées, longues, larges, épaisses, aplaties, ornées de dessins, guillochées, sculptées, incrustées de portraits. Celles de carton moulé et rondes, qui ne sont réellement commodes que toujours ouvertes sur un bureau de travail, semblent bannies de la société depuis l'apparition de *Robert-Macaire* ; mais celles d'écorce et à *queue de rat*, dont l'invention valut, soit dit en passant, le bagne à son auteur, font, par leur bas prix, leur commodité, leur faculté précieuse de garder la poudre fraîche, les délices de nos femmes *du peuple* et de nos grisettes, qui en font aussi, en les vidant sur la figure des hardis libertins qui les accostent le soir, une arme défensive contre la *séduction*.

On s'est servi de mille expédients pour donner du *montant*, du *bouquet* au tabac en poudre ; pour le conserver fraîchement, des personnes le mettent dans une bouteille bouchée et couverte de parchemin, et l'exposent ainsi aux vicissitudes de l'atmosphère ; d'autres enveloppent le rouleau qui le contient dans une serviette mouillée d'eau ou de bière. Pour le purger, il y en a qui le mettent tremper

dans l'eau et le font ensuite sécher sur des claies.
Pour le parfumer, on y a mélangé nombre de substances tels que fleurs d'oranger pulvérisées, roses
communes ou leur eau distillée, jasmin , tubéreu-
ses, roses muscades , romarin, hysope, *fève tonka*,
(semences du *coumarouna odorata*, Aublet). On a
disposé par couches un lit de tabac et un lit de
fleurs odorantes ; on a laissé les paquets le contenant dans la cheminée ; on a fait du tabac de
Malte en y mélangeant de la poudre de racines de
rosier et de la réglisse ; on l'a mis au *karabé*; on l'a
suspendu dans les retraits ; mais nous ne croyons
pas qu'imprégné de cette odeur, son goût soit généralement répandu (1).

Les anciens avaient remarqué que les errhins,
sternutatoires ou ptarmiques(*ptarmos* éternûment),
avaient deux effets; de produire l'éternûment et de
solliciter subséquemment une sécrétion muqueuse ;
c'était une indication qu'ils jugeaient, en quelques
cas, précieuse sous le rapport thérapeutique. Ces effets sont évidents et dépendent, dans le premier
temps, de l'action subite et inaccoutumée d'une
poudre irritante sur la membrane de Schneider,

(1) Le chevalier Jaucourt pense que l'analogie était bien
trouvée.

en tant que sensible, dans le second, en tant que folliculeuse.

En effet, à peine introduit dans les narines, le tabac cause, pour les personnes non habituées, un éternûment plus ou moins violent et plus ou moins répété, selon la susceptibilité de cette membrane; phénomène curieux, en raison des sympathies sur les organes éloignés, et qui semble, dans l'intervalle des crises, mettre tout l'individu en suspension, dans un état de contention et d'attente de ce qui va se passer; phénomène dont les conséquences peuvent être, très rarement il est vrai, avantageuses ou terribles, suivant certaines dispositions pathologiques de l'individu.

Hâtons-nous de dire que, pour ces personnes encore, une sur-sécrétion pituitaire a des résultats tellement limités, tellement peu importants, que ce serait une subtilité mal placée que de s'y arrêter.

Sur l'action du tabac, chez les gens habitués, il y a deux considérations à faire; elles ont trait aux individualités. Chez les uns, il ne s'opère qu'une légère titillation, par le seul fait de l'aspiration de matière odorante; ceux-là usent beaucoup de tabac et n'en retiennent presque jamais dans les fosses nasales. Ainsi prisaient Napoléon et Ampère, qui était plus savant que Cuvier; ainsi prise M. de Lamennais. Chez les autres, outre la sensation particulière de chatouillement produite par l'odeur, il y a un sentiment de chaleur, d'astriction qui n'est pas dû à une action astringente, puisque le tabac n'est pas astringent, mais a une excitation directe.

Or, ceux-ci mouchent évidemment; mais ils ne mouchent pas à beaucoup près comme on pourrait le croire. (Nous avons vu une femme prisant énormément, être des mois entiers sans remarquer la plus légère production de mucosités.) Ils mouchent, et leur mucus est noirci par la matière colorante du tabac, parce que c'est le propre des organes de rejeter toute matière alibile avec les matières extrémenticielles qu'ils éliminent et charroient au dehors.

Il y a un parallèle à établir entre l'absorption buccale et l'absorption nasale : la bouche présente une vaste surface absorbante à la fumée, qui se trouve, par sa forme de vapeur, facilement absorbable : aussi la fumée (considération établie du degré d'habitude) a des effets plus immédiatement inquiétants que la prise, parce que celle-ci, en raison de la forme grossière du tabac, quelque tenu qu'il soit, pénètre moins les tissus. Nous supposons les parties qui s'écoulent avec les mucosités, en égale quantité dans l'un et l'autre cas.

Après un mûr examen, pouvons-nous avancer que cette titillation nasale, cette impression passagère et agréable comme celle d'un parfum aimé, comme celle d'une brise embaumée de l'odeur suave des fleurs, et, dans le second cas, cette irritation habituelle, matériellement essentielle, peut avoir un retentissement marqué, une conséquence physiquement appréciable sur les fonctions? Sûrement non ; parce que les organes de l'odorat y sont habitués, et que l'expérience de tous les jours démentirait toute fausse théorie à cet égard.

Nous avons vu, à l'article des *influences générales,* quelle était son action sur les facultés mentales. Il reste une observation spéciale à faire : les plaisirs les plus passagers, de moins de durée, sont les plus vifs ; c'est une conséquence de notre organisation : la pratique trop longtemps prolongée d'un acte fait naître la monotonie, l'abus fait naître le dégoût, tandis que la gustation ménagée d'un plaisir, qui a pour but la satisfaction d'un besoin est un délice; qui ne sait au contraire les désagréments d'une privation. Tous les priseurs diront comme les fumeurs, que la prise comme la pipe est un moyen de dérivation aux contrariétés étrangères, aussi bien qu'un moyen de cessation des contrariétés propres à la privation ; le moyen d'amortir graduellement, partiellement, un excès de joie ou de plaisir. Et l'on peut dire que vraiment le tabac en poudre tue l'ennui comme à coups d'épingle ; mort toujours plus certaine que celle qu'on veut obtenir par un coup de hache.

Et puis il est si facile de se procurer ce plaisir qui ne demande point d'apprêts. Nous croyons qu'il a été souvent d'un grand secours aux diplomates ; c'est un moyen temporisateur de la conversation ; et, pendant le temps de la préhension de notre poudre, minute arpentée et coupée par des points de mesure, comme on fait des moments compassés d'une charge en quatre ou douze temps, bien des choses peuvent traverser le cerveau d'un homme d'esprit.

Un mot sur le dégoût que peuvent inspirer des narines étoupées d'une croûte noire, une lèvre supérieure sillonnée par une gouttelette de mucus pénétré de la couleur du tabac et mélangé avec un reste de poudre : Sans doute la prise n'inspirerait que de la répugnance, et ferait de ses partisans des êtres repoussants et dégradés, si, outre cette vue, et l'odeur qui leur est particulière, les sales priseurs étaient assez nombreux pour faire planche, et si, dans leur intérieur, le sentiment de répulsion n'était pas étouffé par des sentiments solides d'affection de famille ; mais ces inconvénients, à part celui de l'odeur, qui dépend des phénomènes d'absorption dont nous avons parlé à l'article *fumembuccation*, phénomènes qui sont en raison directe de l'action plus ou moins constante de la poudre en contact avec la membrane olfactive, ces inconvénients, disons-nous, ne se rencontrent que chez les vieillards qui ont toujours une tendance à redevenir d'une saleté puérile, comme si, aux âges extrêmes de la vie, le don de plaire, propre à l'âge moyen, devait nécessairement être remplacé par le don de dégoûter. Avec des manières décentes, une tenue convenable, on peut, sans jamais incommoder personne, priser partout, excepté à table ; et, dans ce sens, il y a loin de ces priseurs qui mettent de l'esprit jusque dans les mouvements que nécessite l'opération, mettent de la propreté même à se moucher, et portent toujours face, cravatte, gilet et habit chastes de la poudre de Nicot, à ces intrépides priseurs qui, dans une sorte d'abattement continuel, ne savent que fouiller sans cesse dans leur tabatière, et conservent tout juste assez d'instinct pour cette action machinale.

Nous n'avons rien à dire, aux femmes qui prisent sans ménagement, sinon qu'elles ne tiennent pas assez à leur beauté ; nous n'avons rien à dire à celles qui, se grosissant le nez, s'en élargissant les ailes, s'épaisissant la lèvre supérieure, et se vieillissant enfin, finissent par causer l'éloignement de leurs époux. Certains actes de la vie de relation ne devraient laisser aux femmes la licence de priser, ou plutôt d'abuser de la prise, qu'à l'exemple de leurs maris.

On ne peut se faire une idée qu'à la lecture, des homélies des auteurs sur l'usage de priser ; heureusement que la plupart de leurs observations supportent peu un examen approfondi.

Comment expliquer cette contradiction ? M. Merat pense que l'usage de la prise diminue la finesse de l'odorat, et M. Gory pense qu'elle l'augmente, parce que, dans un cas, la sensibilité est émoussée en raison de l'action continuellement irritante sur l'expansion nerveuse ; dans l'autre, parce qu'elle est accrue en raison de la sécrétion plus considérable de mucosités, mucosités qui doivent retenir plus facilement les particules odorantes disséminées dans l'espace. Ces propositions théoriques, toutes deux raisonnablement soutenables, ne peuvent être résolues que par des expériences faites sur un nombre le moins limité possible de priseurs ; expériences qui tendraient à graduer d'une manière absolue, mathématique, leur sensibilité nasale avant et après avoir contracté l'usage du tabac en poudre. Si les exigeants veulent une solution de la question, nous les prierons d'abord de nous enseigner les moyens d'y parvenir. Néanmoins nous sommes portés à penser que l'odorat est plus exquis quand les fosses nasales sont vides. Cardan prétendit que l'homme qui avait le nez fin devait nécessairement avoir de l'esprit, parce que, disait-il, *la température chaude et sèche du cerveau aiguise ce sens, et cette température rend l'imagination plus vive et plus féconde.* Martial et les Romains appelaient un homme d'esprit : *vir emunctæ naris.* Lecat et Duhamel regardèrent le sens de l'odorat comme un supplément de celui du goût.

Fr. Hoffmann, Fabricius, Glater, Luther, pensent que de fréquents éternuments peuvent donner la mort ; c'est sans doute de là que vient le souhait : *Dieu vous bénisse !* Magnen (1), Albrech, Bonnet, Lancisi et Morgagni, font mention de faits tendant

(1) *Multos à sternutatione subito interiisse asserit ; quod probat exemplo Famiani Stradæ, qui pistorem repetitâ vigesies et quin-*

à appuyer l'opinion d'Hoffmann, etc. ; on conçoit que l'éternument puisse produire un changement de direction dans le globe de l'œil, comme Haller en cite un cas, une rupture d'anévrisme, une hémorragie cérébrale, un étranglement herniaire ; par suite encore de l'ébranlement et du mouvement convulsif de tout le corps, produise l'avortement ; et, à ce propos, on sait que c'est une pratique qui date d'Hippocrate, de faire éternuer la femme en couche pour faciliter l'expulsion du fœtus ; on concevrait même le cas de cécité dont fait mention Fabrice de Hilden. Mais on ne conçoit pas comment des auteurs recommandables ont attribué ces effets au tabac ; bien qu'il en soit la cause occasionnelle, ne faut-il pas admettre que toute autre cause connue ou cachée, provoquant l'éternument, pourrait amener ces effets chez des individus prédisposés. Et d'ailleurs les personnes habituées aux ptarmiques n'éternuent pas plus souvent que celles qui n'y sont pas habituées, ou éternuent tout autant que si elles n'avaient jamais ouvert de tabatière.

quies sternutatione diruptis arteriis et membranis cerebrum cingentis, repetitâ morte extingui conspexit, quod si non semper contingat, fibrœ saltem convulsionem sœpius passœ valdè debilitantur et itâ congestionibus et obstructionibus maximè versus caput et pulmones ausa prœbetur.

Et de même, il faut admettre toutes les hypothèses physiologiques du si célèbre praticien Hoffmann, cet autre Hippocrate de l'Angleterre, pour
comprendre que par le fait de l'éternument, les
larmes, la salive, le suc gastrique, la bile, le suc
pancréatique, le sperme, toutes les humeurs, *imò
totius corporis tabi*, étant refoulés dans leurs conduits, disposent aux spasmes, aux obstructions,
aux rhinorragies, à la perte de la mémoire, de la
vue, aux défauts de digestion, à l'impuissance,
l'histerie, l'hypochondrie. Il eût du dire tous les
états morbides.

Luther, et après lui presque tous les médecins,
ont recommandé de ne pas trop priser avant de se
mettre au lit, de crainte que la nuit il ne leur tombe
du tabac dans les bronches et l'estomac; tout le
monde doit trouver juste cette recommandation,
et, pour notre compte, nous n'approuvons point
les enragés priseurs qui se réveillent mécanique-
ment la nuit pour puiser dans leur boîte.

Que doit-on penser des conséquences terribles de
l'usage de la prise : telles que des affections ulcé-
reuses des narines, du durcissement et racornisse-
ment de la pituitaire, comme y croit M. Mérat,
des polypes fréquents ; de celui si énorme dont

parle Hill, et qui bouchant l'estomac d'un individu l'empêchait d'avaler aucune nourriture ; de celui encore dont parle Fourcroy : des épilepsies, des paralysies, des apoplexies dont chaque auteur ancien fournit son contingent d'observations ; de celle de Lanzoni, dont le sujet tombé d'abord en léthargie est mort le septième jour; de celle d'Andry, dont le sujet *eût certainement péri* d'apoplexie, s'il n'avait renoncé à son habitude; de celle de Greding dont le sujet tombait en *fureur* et avait ensuite des attaques d'épilepsie; de celles de Lorry, qui connut une femme qui avait des accès d'histerie à chaque fois qu'elle faisait abus de la prise; du cas d'hypocondrie cité dans la *Bibliothèque médicale?* on doit penser que les auteurs prévenus étaient bien aise de trouver une cause morbifique dans des cas où, même à l'état actuel de la science, il serait difficile d'en trouver.

Barbier, qui voulait tout expliquer, a prétendu que la congestion pouvait survenir par ce fait que le cerveau étant d'abord irrité, tombait subséquemment dans un état d'assoupissement. Mais, on a aussi prétendu que les savants et les fous prisaient beaucoup pour dériver l'action cérébrale; si ce fait était vrai, ce résultat, bizarre aux yeux du monde, assez raisonnable aux yeux des gens de l'art, étant affirmativement conclu dans le sens des idées de Broussais, que deviendrait l'explication de Barbier? A ce propos nous ne nous chargeons point d'expliquer le privilége qu'ont certains maniaques d'absorber des doses énormes de tabac en poudre.

Nous jugerons des altérations organiques découvertes à l'autopsie des priseurs, comme nous avons jugé des altérations à l'état vivant; ainsi, Simon Paul a trouvé des crânes en poussière; Borrichius, dans une lettre écrite à Bartholin, raconte qu'un individu s'était tellement desséché le cerveau à force de prendre du tabac, qu'après sa mort on lui trouva dans le crâne, au lieu d'encéphale, un petit grumeau noir; M. Gory a trouvé des membres flasques et des chairs molles, des muqueuses pituitaires souvent desséchées, noirâtres et amincies; parce que, dit-il, les glandes qui se trouvaient dans leur structure étaient indurées; Frages, dans son *Traité d'opérations*, dit qu'un médecin français ayant fait sur un Anglais l'ablation d'une partie du maxillaire supérieur, à l'aide du trépan, trouva, dans le sinus maxillaire, deux concrétions de la grosseur d'une fève; M. Fumey, à son tour, trouva, en disséquant, une fois dans le sinus maxillaire, deux fois dans les sinus fron-

taux, des concrétions assez dures, de couleur
jaune, tirant sur le brun, ayant été formées, pense-
t-il, par l'introduction de quelques grains de
tabac dans les sinus ; nous sommes fâché qu'il ne
nous ait pas au moins donné l'analyse de ces corps,
et c'est ce qu'il eut dû faire avant de conclure.

Nous demandons aux médecins qui raisonnent si
cette opinion de Lorry, que les maladies nerveuses
sont d'autant plus communes que l'usage du tabac
en poudre est plus répandu, peut être soutenue ?

Peu de praticiens pensent que la cessation de cet
usage mette fin à certains malaises, qui, dans le fait,
ne sont point causés par le tabac ; de ce nombre, on
peut compter Luther et Bichat (*Man. de mat. méd.*),
qui prétendent qu'on voit, avec la cessation de la
prise, s'évanouir la lassitude, les céphalalgies obtuses et gravatives, la torpeur de l'esprit, les vertiges,
le sommeil inquiet, etc. Mais le plus grand nombre
pensent qu'on ne peut quelquefois abandonner
cette habitude sans danger ; et pour preuve, M. Gory
cite, dans sa thèse, le cas d'un jeune homme de
vingt-cinq ans qui ayant, par quelques observations, cessé l'usage de la tabatière, devint rêveur,
inquiet au bout de huit jours ; puis apparurent des
céphalalgies violentes ; tous les accidents disparu-

rent lorsque, par le conseil du docteur, il eut repris du tabac, auquel il attribua depuis la plus grande vertu palliative de sa maladie. M. Merat raconte qu'herborisant un jour dans la forêt de Fontainebleau, il rencontra un homme étendu à terre, presque sans connaissance ; que, s'étant approché, le défaillant lui demanda d'une voix plaintive s'il avait du tabac, et retomba dans le même état sur une réponse négative. Enfin un bûcheron priseur arriva, et le pauvre malheureux étendu, qui n'avait pas prisé pendant presque tout le jour, par oubli de tabatière, se releva en remerciant ses libérateurs, comme s'ils lui avaient sauvé la vie ; conclusion qui prouve, ajoute naïvement M. Merat, la privation extrême qu'il ressentait.

MACHICATION.

Machication vient de *mâcher* ; *chiquer,* qui a à-peu-près la même signification, est un vieux mot français.

Ce qui n'empêche pas que les chiqueurs ne mâchent ou ne chiquent presque jamais. A cela près, de quelques évolutions de la chique par certaines manœuvres de la langue, des lèvres et des parties

latérales de la bouche, de quelques légères com-
pressions masticatoires, le tabac en cordes ou en
ficelles ;—le tabac haché ou en feuilles ne sert que
dans les moments de pénurie, — séjourne dans le
fond de la bouche, ou plutôt entre les parois inter-
nes des joues et la face externe des arcades dentaires inférieures, et n'a d'action que par l'effet de son
séjour ou par une succion extrêmement faible.

Il paraîtrait, au rapport de plusieurs auteurs anciens, que cet usage fut primitivement contracté en
Europe par des marins anglais qui l'auraient 'pris,
eux, des Virginiens ou des Caroliniens. Ce qu'il y a
de certain, c'est qu'à une époque il fut de bon ton,
à Londres, de chiquer; pratique qui n'eut encore
des sectaires dans le monde élégant que dans quelques parties de la Hollande et de l'Allemagne. S. G.
Schulze nous assure que la princesse Caroline
d'Angleterre, la patronne des arts et des sciences,
avait pris la coutume de mâcher quelques feuilles
de *virginie,* une demi-heure, le matin, en sortant
du lit.

On ne peut pas dire, d'une manière absolue,
que la chique soit le partage des gens abrutis,
comme l'avancent MM. Mérat et Delens; l'abrutissement dans lequel sont plongés les gens qui usent

ainsi du tabac, ne dépend pas de l'usage en lui-même, mais de l'ivrognerie et de la débauche qui l'accompagnent quelquefois. Or, quand les chiqueurs ne sont ni ivrognes, ni débauchés, ils ne sont pas plus abrutis que le commun des hommes du peuple ; ils chiquent, parce que cela est leur goût, quand ce n'est pas en raison du prix élevé du tabac à fumer, qu'on met moins de temps à brûler que le tabac tordu à sucer.

L'usage du *bitord* ne dépend pas seulement des habitudes de la vie sociale et de la position de fortune, elle dépend encore des conditions d'existence dans lesquelles l'homme se trouve. Ainsi les marins et même presque tous les officiers de marine qui, pour l'éducation et l'instruction, ne le cèdent en rien à nos officiers de terre et à nos traîneurs de sabre d'antichambre, chiquent à bord, comme dans les villes où ils relâchent. « Cette prédilection, dit M. Forget, tire son principe : 1° de la facilité qu'elle donne de pouvoir vaquer à toutes les occupations, sans interrompre l'acte sensuel ; 2° de la commodité, exempte qu'elle est d'attirail ; 3° de la facilité avec laquelle on la dissimule, n'altérant que l'haleine et même assez légèrement, lorsqu'on n'en abuse pas : nous avons vu des officiers chiquer en plein bal, sans que personne s'en aperçût; 4° enfin, de son innocuité, n'exposant pas aux accidents d'incendie, comme la pipe, qui, de plus, est fragile, difficile par conséquent à remplacer dans beaucoup de cas, et avec laquelle il n'est pas permis de paraître sur le gaillard d'arrière, ou de pénétrer dans l'intérieur du vaisseau. » Il est d'usage que le marin, en parlant à un officier, mette, par respect, sa chique derrière son oreille, comme le soldat porte le revers de la main à son bonnet de police.

Si Louvois s'occupait avec instance de l'approvisionnement de tabac, pendant la conquête de la Hollande, M. Forget ne recommande pas moins de s'en pourvoir pendant les voyages de mer : « Tel individu, dit-il, ne peut digérer le plus maigre repas s'il ne mâche une chique ou brûle une pipe immédiatement après. Cette voix impérieuse (le besoin) dicte des expédients les plus bizarres : je n'oublierai jamais ce matelot de l'*Antigone* qui vint me trouver pour un mal de gorge. Voyant à la saillie de la joue qu'il mâchait quelque chose : *Comment*, lui dis-je, *vous avez mal à la gorge et vous chiquez ! —* Major, me répondit-il, *depuis trois jours je n'ai plus de tabac !* et en même temps il tire de sa bouche un peloton d'étoupe goudronnée.... Les larmes qui roulaient dans ses yeux humectèrent mes paupières, et je partageai avec lui un peu de tabac qui me restait (nous étions depuis près de trois mois à la mer). Il me remercia dans des termes que je ne puis reproduire, et je ne l'ai plus revu. J'ai la conviction que, si la privation du tabac n'a pas causé son mal de gorge, c'est du moins le tabac qui l'a guéri. »

Voici un fait, rapporté par M. Morin, ex-chirurgien de marine, à M. Gory, qui a la même portée en tant qu'observation : Deux bâtiments ayant manqué de tabac au bout de deux mois de mer, tous les marins eurent le scorbut, sauf ceux qui, sur le bâtiment de M. Morin, mâchèrent des ficelles servant à raccommoder les cordages. A ce propos, nous croyons fort peu intéressante une dissertation ayant pour but de décider si le tabac est, ainsi que l'avance Rouppe, une cause de scorbut, ou un préservatif de cette maladie, ainsi que le soutient Ramazzini ; du reste nous examinerons à l'article *emploi médical*, quels sont les affections que le tabac peut guérir, sous les diverses formes qu'on l'emploie.

L'usage de la chique a les mêmes effets immédiats et consécutifs que celui de la pipe sur la muqueuse buccale et les glandes salivaires ; c'est-à-dire stimulation et sécrétion de salive ; il faut dire en même temps que celle-ci est imprégnée d'une plus grande quantité de jus de tabac auquel s'adjoint la mélasse et le jus de pruneaux employés à la fabrication ; nous ne saurions déterminer au juste si l'absorption est plus considérable chez les fumeurs que chez les chiqueurs ; mais à quoi servirait une réponse en présence de l'habitude ; ce que nous croyons, c'est que le contact plus prolongé, plus continu, a, par les raisons émises plus haut, une action plus sensible sur le tissu des dents ; aussi les chiqueurs les ont-ils souvent plus détériorées que les fumeurs.

L'Allemand Schulze disait, il y a cent ans, dans un langage hyperbolique : « Les Anglais aiment beaucoup les fruits verts : ils risquent donc de carier leurs dents ; car cet acide stimule la substance nerveuse des dents et cause par là des douleurs ; la chique, par sa force nervine, anodine et balsamique, appaise les douleurs, blanchit les dents, les solidifie, et les empêche de tomber.» S'il ne nous trompe pas dans les résultats de ses observations, ce n'est pas parce que le tabac est *anodin, nervin* et *balsamique ;* mais parce que son principe alcalin entre en combinaison avec l'acide des fruits, et neutralise l'action chimique sur les dents, tout en conservant intégralement ses vertus narcotiques et stupéfiantes. Du reste, ce médecin, qui portait bien haut les vertus de la chique, — ce fut son sujet de thèse présentée au collége de Magdebourg; dissertation inaugurale qui lui valut une ode pompeuse d'un certain Gotthilf, — attribua aux phénomènes de sécrétion de singulières conséquences thérapeutiques (1).

On a pensé que la gravité des accidents qui pouvaient survenir après la cessation de l'habitude de la chique ou de la pipe ne dépendait que de la cessation de la salivation. Nous ne mettons pas en doute cette proposition, mais nous ne croyons pas que ces accidents dépendent seulement de cette non évacuation d'humeur salivaire; car, s'il en était ainsi, nous serions obligés de mettre à néant tout notre échafaudage d'impressions diverses produites par le tabac. Ce n'est pas seulement d'après

(1) *Apophlegmasiantem.* — Les anciens désignaient par le nom d'*apophlegmasians*, de *sialalogues*, les substances qui provoquent la sécrétion de la membrane muqueuse de la bouche et des glandes salivaires. — *Virtutem folia tabaci exerunt. Vasa exteriora glandulorum afficit, simulque in consensum trahit tunicas nerveas cùm molestia sensum vitalem excitat, ut ad stimulum istum acriorem infrengendum et demulcendum humores copiosias ad fauces congerat.*

les résultats de l'impression que l'économie éprouve des modifications, mais aussi d'après le mode de cette impression. Faites mâcher de la racine de pyrètre à des chiqueurs, et dites-moi s'ils éprouvent les mêmes effets de tentation que s'ils mâchaient du tabac ; pourtant ils saliveront dans l'un et l'autre cas. Non, le tabac porte avec lui un élément excitateur qui lui est particulier ; l'habitude fait de cet élément un principe que les surfaces buccales, comme les parties éloignées, sympathiques et également percevantes, si l'on veut nous passer l'expression en faveur de l'idée, s'approprient peu à peu ; habitude qu'un élément excitateur autre, pouvant produire les mêmes effets physiques, mais n'entraînant pas les mêmes résultats de sensation, ne pourra jamais remplacer.

La déglutition involontaire du jus de la chique ou de la chique elle-même peut occasionner des vomissements ; Barbier a vu, pour cette cause, un individu malade pendant trois jours. Mais combien aussi n'en voit-on pas tous les jours avaler impunément leur chique ; et cela se conçoit, quand on pense à leur très grande habitude d'absorber les matières dont est composé le tabac.

Les aphtes, auxquels sont sujets certains individus, dépendent presque toujours d'une cause étrangère à l'habitude du tabac. Il nous est arrivé bien des fois de ne pas voir survenir de guérison après l'abandon plus ou moins prolongé de la pipe ou de la chique. Nous attendons, pour n'être plus sceptique en pareille matière, des observations cliniques bien raisonnées sur le dessèchement de la muqueuse, ses escoriations, ses ulcérations carcirnomateuses, ses indurations squirreuses, etc. causées par le tabac.

Une question curieuse qui nous reste à examiner, c'est à savoir comment le tabac peut diminuer la faim : « Monardès rapporte que les Indiens se servent de la préparation suivante pour se préserver de la faim et de la soif pendant un certain temps (5 ou 6 jours) : ils prennent parties égales de tabac et d'écailles d'huitres calcinées ; ils en fond des bols de la grosseur d'un pois ; ont soin d'en conserver constamment un dans la bouche, et de le remplacer par un autre dès qu'il est entièrement dissous. » (Etmuller). « Ramazzini *dit que* beaucoup de voyageurs *assurent que* le tabac mâché ou fumé ôte l'appétit, et qu'on peut faire alors beaucoup de chemin sans être pressé de la faim. Guill. Pison, voyageant dans des lieux déserts, ne ressentait ni lassitude, ni faim après avoir mâché du tabac.

Van-Helmont dit la même chose ; il prétend que le tabac apaise la faim, non en la satisfaisant, mais en détruisant cette sensation, et en diminuant l'activité des autres fonctions. Ramazzini ajoute avoir souvent observé que les fumeurs et mâcheurs de tabac sont sans appétit, ainsi que les grands buveurs de vin, parce que son usage énerve l'action de l'estomac et détruit l'énergie du suc salivaire. Plempius a remarqué également que le tabac diminuait le sentiment de la faim ; mais il donne une autre cause à ce phénomène : il croit que c'est par l'abondance de sérosité ou de salive qui s'écoule dans l'estomac, et qui remplit plus ou moins ce viscère, que cette sensation se trouve apaisée par suite de l'absorption qu'il en fait, et non par son énervation ou son engourdissement ; peut-être ces deux causes contribuent-elles concurremment à diminuer le sentiment de la faim. » (M. MERAT).

Nous ne pouvons nous établir juges de semblables explications ; pourtant, s'il fallait exhiber notre opinion, nous dirions, à peu près comme Van-Helmont, que le tabac endort l'appétit, c'est-à-dire la sensibilité nerveuse qui préside et accompagne le phénomène de la faim.

CHAPITRE V.

—

Le tabac considéré comme agent toxique et comme agent thérapeutique.

> Quels bizarres effets de divine justice
> Dans l'application des naturelles lois !
> Le tabac, comme l'homme, en lui porte à la fois
> Le baume et la vertu, le poison et le vice.

En modifiant les fonctions animales, le tabac a deux modes d'action ; à vrai dire, il n'y a réellement qu'une seule action ; mais les résultats sont opposés en raison des doses, des dispositions constitutionnelles, des degrés d'habitude acquise par une absorption ménagée, des divers états de maladie et des conditions hygiéniques.

En général, administré comme médicament, il imprime aux centres ou aux conducteurs nerveux une modification en vertu de laquelle les fonctions du système nerveux sont abolies ou notablement diminuées. Comme poison, il agit sur le cerveau en déterminant des phénomènes d'excitation et de narcotisme auxquels les animaux succombent; s'il produit en outre une irritation locale plus ou moins intense, celle-ci ne doit pas être regardée comme cause de ces effets. Ainsi, comme médicament, il diminue par sa vertu stupéfiante les fonctions de l'intelligence, de la sensibilité et du mouvement; comme poison, il les abolit après les avoir fortement excitées et perturbées. En un mot, ce sont deux périodes d'action ayant des résultats divers.

Dans le premier cas, le tabac, agissant sur le système nerveux de manière à diminuer la douleur, ne pouvait pas manquer de prendre de l'importance en thérapeutique.

« Le rôle que joue la douleur dans les maladies est plus important que beaucoup de pathologistes ne le pensent. A lui tout seul, l'élément-douleur est une cause puissante de maladie; en combattant, en détruisant cet élément, on fait souvent cesser les accidents les plus graves.

« . . . .

« Calmer la douleur est donc toujours la première indication, et c'est par les stupéfiants qu'on y réussit le mieux.

« Or, il est trois moyens principaux d'employer les stupéfiants : l'application locale ou directe, l'administration indirecte et l'administration mixte.

« Par la première méthode, l'agent stupéfiant est mis en contact immédiat avec les nerfs de la partie dont il émousse ou éteint la sensibilité ; par la seconde, le médicament absorbé va frapper de stupéfaction les centres nerveux qui ne perçoivent plus alors l'impression douloureuse locale ; par la troisième, on agit en même temps et sur les nerfs mobiles et sur les centres nerveux. » (MM. TROUSSEAU et PIDOUX.)

La dernière méthode n'est plus employée ; c'était par elle qu'agissait le tabac mis en contact avec des plaies suivies d'accidents tétaniques. La première est la meilleure, parce que le tabac bornant son action à la partie douloureuse, on n'a pas à craindre les accidents qui peuvent résulter de son impression sur le système nerveux ; c'est ainsi que la fumée agit dans l'odontalgie, dans la se-

'conde, le tabac, par les voies d'absorption, est introduit dans le torrent de la circulation, et va impressionner le cerveau, la moelle, le trisplanchnique, et tous les nerfs qui en dépendent ; c'est ainsi qu'administré à l'intérieur, il a été conseillé dans l'épilepsie.

Nous ne devons pas perdre de vue pourtant que, par l'irritation qu'il produit sur les parties avec lesquelles il est en contact, irritation immédiate et indépendante des influences sur le système nerveux, il a été mis à profit par des médecins, comme moyen dérivatif.

Dans la seconde méthode, le tabac agissant sur le système nerveux de manière à y apporter un trouble violent et à en suspendre complètement les fonctions, produit la série de symptômes suivants : « Agitation, douleur, cris aigus, quelquefois stupeur, insensibilité, mouvements convulsifs des muscles de la face, des mâchoires et des extrémités ; tête souvent renversée sur le dos, vertiges, chute, quelquefois raideur extrême des membres, accompagnée d'une contraction générale des muscles du thorax, qui détermine l'immobilité de ses parois ; yeux rouges, saillants, hors des orbites, insensibles aux impressions extérieures ; pupilles souvent dilatées ;

organe de l'ouïe peu ou point impressionnable ;
bouche écumeuse ; langue et gencives livides ; nausées, vomissements, déjectious alvines ; pouls fort,
fréquent, régulier ou petit, lent et irrégulier ; enfin
la mort, qui est très prompte dans le cas où le
poison a été injecté dans les veines ; elle arrive plus
tard lorsqu'il a été appliqué sur le tissu cellulaire,
et plus encore, en général, quand il a été introduit
dans l'estomac. » (M. ORFILA.)

Ces effets sont produits par l'action de certains
principes du tabac : disons d'abord que le tabac
du commerce ne peut pas être employé comme
celui qui n'a point subi les diverses préparations de
fabrique. Vauquelin, ayant cherché à s'assurer,
par l'analyse, de la différence, a trouvé dans celui
des débitants les mêmes substances que dans la
plante verte ; de plus, du carbonate d'ammoniaque
et de l'hydrochlorate de chaux, provenant sans
doute de la décomposition mutuelle de l'hydrochlorate d'ammoniaque et de la chaux qu'on y
ajoute. Ce savant et modeste professeur avait trouvé
dans la plante verte une grande quantité d'albumine, une matière rouge plus connue qui se bour-
souffle quand on la chauffe, et qui se dissout dans
l'eau et dans l'alcool : un principe âcre, volatil, incolore, bien soluble dans l'alcool, beaucoup moins

dans l'eau, et auquel le tabac doit ses propriétés vénéneuses; de la résine verte semblable à celle qui existe dans les feuilles (*chlorophille*, PELLETIER) ; du ligneux ; de l'acide acétique, du nitrate et de l'hydrochlorate de potasse, de l'hydrochlorate d'ammoniaque, du malate acide de chaux, de l'oxalate et du phosphate de chaux, de l'oxide de fer et de la silice.

Des analyses plus récentes ont fait découvrir à Posselt et Reimann : nicotine, nicotianine, extractif, gomme, chlorophille, albumine végétale, gluten, amidon, acide malique, sels.

La nicotine est une base alcaline végétale qui paraît exister en même temps dans les feuilles et dans les graines du tabac. Elle est liquide, incolore; son odeur rappelle celle du tabac ; sa saveur est âcre et brûlante. Elle ramène au bleu le papier rougi de tournesol ; elle se volatilise à chaud ; mais à la température où elle entre en fusion, elle se décompose en grande partie ; l'air la colore et la décompose peu à peu à la température ordinaire. Elle est soluble dans l'eau, dans l'alcool et dans l'éther; elle se dissout aussi dans les huiles fixes; elle se combine aux acides, et forme avec plusieurs d'entre eux des sels cristallisables. La nicotine est un

poison très violent. La nicotine, suivant Reimann
et Posselt, n'entre que pour 1/000 dans la composition des feuilles de tabac; Buchner n'en a retiré que
1/5000 des graines de la même plante. (1).

La nicotianine est une espèce d'huile volatile à
laquelle le tabac doit son odeur caractéristique, et
qui probablement existe, à-peu-près identique, dans
beaucoup d'autres solanées.

« La nicotianine est solide, d'une odeur de tabac, d'une saveur amère; elle est volatile, elle est
insoluble dans l'eau, mais elle se dissout très bien
dans l'alcool et l'éther. On l'obtient en distillant
à plusieurs reprises de l'eau avec du tabac. La nico-

(1) Plusieurs procédés ont été donnés pour obtenir cette
base; ils consistent généralement à traiter les feuilles ou
les graines de tabac avec de l'eau aiguisée d'acide sulfurique,
à concentrer les liqueurs et à les distiller avec de la chaux ou
de la magnésie. Le produit de la distillation est une dissolution d'ammoniaque et de nicotine. On enlève la nicotine par
l'éther, ou bien on sature la liqueur par l'acide sulfurique; on
évapore à siccité, puis on traite par l'alcool absolu, qui dissout le sel de nicotine et qui laisse le sel ammoniacal. Le sulfate de nicotine est décomposé par l'hydrate de baryte, et la
nicotine est obtenue par évaporation spontanée. Pour avoir
la nicotine pure, il faut la distiller au bain d'huile, à une température de 140° (M. Soubeiran.)

tianine vient nager à la surface de la liqueur distillée. » (M. Soubeiran.)

En versant de l'acide chlorydrique dans un liquide contenant de la nicotine et de la nicotianine, il se dégage une odeur de tabac tellement forte, tellement pénétrante, que nous en avons éprouvé des vertiges; en ajoutant de l'ammoniaque à la liqueur, immédiatement, il ne se fait sentir ni odeur d'ammoniaque, ni odeur de nicotianine. Quelle que soit la formation d'un sel à double base que nous supposions, nous ne pouvons expliquer les lois qui président à ce résultat des compositions chimiques.

Nous engageons les praticiens qui ne veulent pas renoncer à l'emploi du tabac comme agent thérapeutique, à faire de nombreuses expériences avec la nicotine seule, parce que, pourvu des connaissances exactes, mathématiques, de son action à diverses doses, on évitera toujours des méprises qu'on ne saurait que trop déplorer.

EMPLOI MÉDICAL.

Présentement, le tabac semble abandonné en médecine; il n'entre nullement dans nos vues de nous en plaindre, mais il est au moins de notre devoir de tracer une esquisse de ses hauts faits thérapeutiques.

D'abord, outre les formes sous lesquelles on en use domestiquement, on s'est servi de feuilles fraîches, de leur suc aqueux; on a fait des décoctions, des extraits, des sirops, et une foule de préparations officinales. Ainsi il entre dans le *sirop de Quercetan*, l'*eau vulnéraire*, le *baume tranquille*, l'*onguent de nicotiane* de Joubert, le *modificatif d'ache*, l'*onguent splénique* de Bauderon, l'*emplâtre opodeltoch*, etc.

La dose est facultative selon les maladies et surtout selon les sujets : en poudre, on ne peut guère se permettre de dépasser un décigramme; en décoction dans 5oo grammes d'eau, on ne peut en mettre plus de 3o grammes.

Le tabac ayant été employé dans presque toutes les maladies, on ne s'attend pas sans doute à ce que nous fassions leur historique ; nous nous attacherons seulement à celles dans lesquelles le tabac a eu les succès les moins douteux.

Maladies de l'appareil des sens. Journellement le tabac en poudre est conseillé, non pas par les médecins, mais par des gens du monde, qui, éprouvant du plaisir à priser, se figurent que ce moyen éloigne certains maux : névralgies orbitaires, otiques, céphalalgiques, etc. Il a été conseillé dans l'enchifrènement causé par l'endurcissement des mucosités nasales, endurcissement que produit l'évaporation des parties fluides dans le passage continuel des colonnes d'air qui traversent les fosses nasales ; et cela se conçoit par la raison qu'une sécrétion de nouvelles mucosités ramollit celles desséchées ; de là facilité de respiration, remède au nasonnement. « Le larmoiement, qui tient à l'endurcissement du mucus de la partie inférieure du canal nasal peut encore être avantageusement combattu par le tabac à priser : c'est de cette manière qu'il faut entendre ce proverbe, que le tabac éclaircit la vue. Le médecin doit encore conseiller cette médication comme moyen révulsif, utile dans certaines ophtalmies chroniques. » (MM. Trousseau et

Pidoux.) Longius dit en avoir retiré d'excellents effets dans les maladies des yeux.

Les anciens auteurs disaient qu'il avait le pouvoir de déboucher les conduits du cerveau et chasser les mucosités causées par l'épaississement des
fluides nerveux ; ce qui peut se traduire ainsi :
La prise donne des idées.

Il serait fastidieux d'entrer dans toutes les dissertations que présenterait la thérapeutique de la
pipe et de la chique, dans les engorgements des
gencives, l'induration de la muqueuse buccale,
l'endurcissement des glandes salivaires et des gan-
glions lymphatiques, les prétendues obstructions
de canaux, le séjour et l'agglomération des sabur-
res dans les voies digestives, la présence d'une trop
grande quantité de matière visqueuse dans les voies
aériennes (1) ; les ulcérations de diverses natures,
l'état fongueux et scorbutique des lèvres et des
gencives, la carie des dents, la fétidité de la bou-

(1) Quel jugement porter sur une théorie semblable :
*Neque utilitate caret masticatio nostra in raucedine à constrictione
partium aortæ glandulorosum, et hinc dependente interceptione
lymphæ asperam arteriam humectantis, originem ducente, aperien-
tem enim acrimoniamque aspergentem, et leviter relaxantem effec-
tum producit?* (Schulze.)

che, etc. On peut dire, en thèse générale, que la pipe et la chique sont aussi étrangères à la production de ces états morbides, qu'elles sont étrangères à leur guérison ; mais elles peuvent être évidemment efficaces, et tous les jours on peut constater cette efficacité dans les névralgies dentaires (1). M. Gory rapporte qu'un étudiant en médecine se guérit, par la pipe, d'une odontalgie accompagnée de céphalalgie et de larmoiement involontaire, qui avait résisté aux antiphlogistiques et aux antispasmodiques. Par leur action révulsive, elles peuvent encore être avantageuses dans le coryza et les catarrhes de la trompe d'eustache et ceux du tambour.

Maladies des centres et des conducteurs nerveux. Boerhaave, dans certaines céphalalgies, conseillait l'application de feuilles fraîches de tabac sur le front et les tempes.

Riverius, Fouseca, Rechius l'ont employé à l'intérieur et à l'extérieur dans la dyspnée. Nous croyons que l'usage de la fumée peut ne pas être inutile dans l'asthme non accompagné de lésions organiques,

----

(1) **MM.** Trousseau et Pidoux préfèrent, dans ce cas, les frictions des gencives avec l'extrait de la plante. M. Gory préfère la fumée, parce qu'alors elle agit comme un bain de vapeur.

surtout si les feuilles de tabac qu'on fume sont mélangées avec des feuilles de stramonium ou de belladone.

On ne peut nombrer les succès obtenus par l'emploi topique de cataplasmes faits avec des feuilles fraîches de tabac, l'application de compresses imbibées de leur décoction, les frictions avec des pommades faites avec l'extrait de nicotiane, dans les douleurs rhumatismales superficielles, et même la sciatique et la goutte. Beaudri va jusqu'à citer un individu qui s'est guéri d'un rhumatisme avec la pipe.

Riverius, Zacutus Lusitanus, Rivierre et Kanneman assurent avoir guéri l'épilepsie, l'hysterie, l'éclampsie, etc. Luther dit que, de son temps, certains médecins faisaient des frictions d'un onguent de tabac jusque sur le col de l'utérus, dans les accès hystériques ; moyen inconvenant qu'employait Forestus avec le musc : *Vix digito imposito in vulvam cum confricatione ad miraculum ad se rediit, et ab orci faucibus quasi erepta est.* J. Rai voulait, ainsi que Pison, qu'on soufflât de la fumée de tabac dans la vulve : *Eumdem tabaci fumum utero inspiratum hystericis momentaneum afferre auxilium testatur.* Les hystériques, qui conservent encore un peu l'usage des sens, sont plutôt saisies et réveillées par un sentiment de pudeur que par l'effet du médicament ; du reste celui-ci est inutile. Ainsi on doit en éloigner l'emploi, parce qu'il répugne à nos mœurs, et qu'il est inopportun.

En Italie, la semence du tabac est vantée contre le priapisme.

Sydenham conseillait la fumée dans l'iléus. Mertens et Schœffer ajoutèrent leur témoignage à l'autorité de Sydenham. D'après les conseils de Bayle , on a traité la colique des peintres par l'administration du tabac ; mais aujourd'hui la méthode de la charité ne tente plus personne , excepté le docteur Gravel, de Dublin, qui vante toujours la décoction de tabac appliquée sur le ventre dans les coliques métalliques, comme le faisait jadis Monardès et Neandri dans toutes les coliques possibles, hépathiques, mésentériques, néphrétiques, vésicales, hystériques, etc., etc. Le docteur Shaw, de Philadelphie, se sert de bougies enduites de l'extrait de nicotiane dans le resserrement spasmodique du canal de l'urètre ; Henri Larle se sert du même procédé.

Si l'on s'en rapporte au témoignage de Thomas, confirmé par Anderson, le tétanos aurait quelquefois cédé à l'emploi du tabac. Thomas ne conseil-

lait que les lavements de fumée. Anderson appli-
quait les feuilles fraîches du tabac sur les muscles
qui étaient plus particulièrement convulsés, faisait sur les plaies des fomentations avec la décoction,
et y joignait des bains et des lavements de tabac.
Le premier cite plusieurs cas de guérison, entre
autres celui d'un nègre tétanisé après l'écrasement
d'un pouce par un cylindre. Le second parle aussi
de nombreux succès obtenus, en 1827, à l'île de la
Trinité. M. le professeur Marjolin dit, dans ses
cours, qu'un habitant de la Guadeloupe guérissait
tous les nègres affectés de tétanos traumatique en
les plaçant entre des brasiers ardents, les frottant
avec des feuilles vertes de tabac, et en leur faisant
boire une décoction faite avec un insecte appelé
poux de bois ; prétendant ainsi activer la force vitale. Enfin, M. Robert Page, médecin anglais, a
publié, en 1826, un travail dans lequel il cite plusieurs exemples d'épilepsie tétanique guérie ou sou-
lagée à l'aide de l'infusion de notre plante. La douleur étant peut-être la seule cause du tétanos, on
conçoit aisément les bons effets de l'application du
tabac.

M. Fumey pense que les lavements de tabac
peuvent être de quelque utilité dans l'apoplexie
suivie de paralysie, et provoquée par une plénitude

d'estomac ; ils font vomir, produisent des selles abondantes, secousses plus ou moins fortes, avantageuses contre l'état de paralysie. Ignore-t-il que l'acte du vomissement favorise les *érections vitales* vers l'encéphale, et la stagnation sanguine dans les vaisseaux cérébraux ? C'est un usage malheureusement trop répandu d'employer le tabac comme purgatif dans les constipations opiniâtres par paralysie. M. Merat a connu un ancien médecin de la faculté de Paris, paralytique dans les sept ou huit dernières années de sa vie, qui, tous les dix ou douze jours, n'allait à la garde-robe qu'au moyen d'un lavement de décoction de tabac : tout autre moyen était insuffisant pour le faire évacuer. Sans doute que l'action violente sur les parois intestinales doit être d'autant moins à craindre que l'état paralytique est plus prononcé ; mais le but qu'on se propose étant d'augmenter le mouvement péristaltique des intestins, il faut nécessairement dépasser les limites de l'action thérapeutique, qui est le simple narcotisme, pour produire des effets de perturbation qui sont du domaine des effets toxiques. Là est le danger. Aussi verrons-nous plus bas quelques accidents déplorables survenus après semblable administration. Un certain Hartmann a fait jadis sa fortune avec un secret remède contre les paralysies : ce remède était tout bonnement une infusion de feuilles de tabac dans du vin de malvoisie.

Maladies de l'appareil cutané. « C'est un usage vulgaire dans les campagnes de traiter la gale des animaux domestiques, leurs diverses affections pédiculaires et les maladies chroniques dont leur peau peut être le siége, par des lotions faites avec une décoction de tabac, ou bien encore par des pommades dans lesquelles le tabac en poudre entre en grande proportion. Cette médication est évidemment utile, et les gens du peuple, appliquant à eux-mêmes une pratique que l'expérience avait sanctionnée chez les animaux, traitent souvent par les mêmes moyens, et avec succès, la gale et certaines dartres. Ils détruisent de la même manière et avec la même facilité les poux et les morpions. Mais lorsqu'on applique sur tout le corps une forte décoction de tabac, ou de pommade dans laquelle la poudre de cette plante entre en grande proportion, il peut en résulter, par le fait de l'absorption, des accidents redoutables d'empoisonnement; mais ces accidents surviennent principalement quand le derme est dénudé, comme dans les teignes, dans les gales accompagnées de pustules. On lit dans Stall, dans le *Journal de Vermonde,* dans l'*Histoire de la Société royale de Médecine,* des observations qui doivent nous rendre prudents sur l'emploi du tabac appliqué sur la surface cutanée. » (MM. Trousseau et Pidoux.) En tout cas cette médication ne réussit pas toujours. Dodone et Matthiole, qui traitaient la gale avec du tabac en cordes, bouilli dans l'huile, n'avaient pas remarqué que les ouvriers employés dans les manufactures n'étaient pas exemptés des atteintes de cette maladie.

Jean Bauhin, qui l'employait dans la plupart des maladies pédiculaires, dit qu'il détruit les puces avec une grande promptitude.

A l'exemple des Indiens, on en frotta, dans le commencement de son introduction en Europe, toute espèce de plaies et d'ulcères. Un cuisinier de Nicot *s'étant presque entièrement coupé le pouce,* cinq ou six appareils de tabac pilé le guérirent très bien. Un de ses pages guérit encore, par ce procédé, un jeune homme qui portait un ulcère au nez, ulcère qui commençait à attaquer le cartilage ; le père de ce même page fut encore guéri d'un ulcère à la jambe. Les pustules syphilitiques, le charbon, l'autrax, rien ne devait résister à ce remède. Fort heureusement, pour les médecins et les malades, qu'aujourd'hui nos médications sont moins efficaces.

Les Caraïbes s'en servaient comme contre-poison dans leurs blessures envenimées; devons-nous croire aux résultats surprenants qu'obtint le suc de feuilles de tabac après une de leurs batailles dans la province de Savinan? devons-nous croire aux mêmes résultats obtenus d'après les expériences de Hernandez, qui, sous les ordres et en présence de Philippe II d'Espagne, guérit ainsi un chien dont on avait frotté la plaie avec du sublimé? D'abord les feuilles de tabac frais ont, toutes choses égales d'ailleurs, des propriétés beaucoup moins actives que celles du tabac manufacturé; ensuite, il est probable que les plaies qu'il a guéries ne présentaient point de gravité, et que la dissolution du sublimé de Hernandez était fortement étendue.

M. Arvers dit pourtant avoir amélioré l'état de quelques ulcères en les pansant avec de la décoction de tabac.

La poudre est d'un emploi journalier dans les plaies légères qui atteignent à peine le corps muqueux et le derme, par exemple dans les petites entailles faites par le rasoir: dans ce cas, elle n'agit pas par une vertu qui lui est propre, mais par une vertu de capillarité que lui donne son état de poudre; celle-ci s'imprègne du sang qui s'épanche, et lorsqu'elle s'en est complétement imprégnée, elle fait l'office de tampon à la petite plaie.

Maladies des appareils et des fonctions de nutrition. Riverius l'a conseillé dans les maladies de poitrine. M. Robert Page s'en est servi avec avantage dans les maladies inflammatoires qui, par la rapidité de leur marche, menacent fortement l'existence. Il cite un cas de pneumonie et un cas d'angine tousillaire guéris avec treize centigrammes de tabac dans trois cent quatre-vingt-quatre grammes de gélatine.

A l'exemple de Diemerbroeck, le docteur Obierne a traité la dyssenterie avec des fomentations de tabac sur le ventre.

Le docteur Henri a lu, à la Société royale de médecine de Londres, un mémoire dans lequel il préconise la fumée de tabac en lavement dans les rétentions d'urine; il a rapporté trois cas de succès. Le docteur Vestbery, de Helmstadt, en Suède, a obtenu, à son dire, de très grands avantages avec la teinture de tabac, dans l'ischurie. Towler l'avait singulièrement vantée, au siècle dernier, dans le traitement de la dysurie calculeuse.

Dans le service de M. Fouquier, à la Charité, une femme atteinte du péritonite fut traitée d'abord par les antiphlogistiques ; après l'amendement des symptômes, on prescrivit, en fomentation sur le ventre, une décoction de tabac ; mais la garde-malade lui administra, par imprudence, en lavement ; bientôt elle eut des douleurs atroces, puis des selles abondantes, qui, dit-on, amenèrent la guérison. Le docteur Lyman Spalding, de New-York, est parvenu à résoudre, du jour au lendemain, un engorgement considérable du sein, venu à la suite d'accouchement, par l'application d'un liniment de tabac ; il assure avoir eu le même succès dans plusieurs engorgements analogues, et dans quelques autres tumeurs de nature différente. On trouve, dans le *Journal de médecine* de Leroux, un exemple frappant de la fonte d'une tumeur abdominale par l'application de feuilles fraîches de tabac trempées dans du vinaigre. Ce procédé est regardé, aux États-Unis, comme un des moyens les plus propres à favoriser la destruction des vers intestinaux. Rosen et Mortin prétendent que les Lapons font usage de l'huile empyreumatique de tabac dans une colique qui leur est particulière.

On croit avoir remarqué au Havre, où on prépare beaucoup de tabac, que les fièvres intermittentes sont très rares chez les ouvriers qui travaillent à sa préparation.

Barton faisait vomir par les lavements dans les embarras gastriques ; Fouquet repousse ce moyen comme faisant naître une sorte de cholera-morbus.

Par la vertu diurétique du tabac, Fowler guérit quarante-neuf sur cinquante-deux malades atteints d'œdème général, d'ascite ou d'infiltration des extrémités. Les expériences ultérieures n'ont pas confirmé ces merveilleux résultats. On a préconisé les divers modes d'administration de notre plante dans l'anasarque et la leucophlegmatie. Watherhouse pense qu'elles sont toujours efficaces dans les hydropisies enquistées ; Fowler, dans la tympanite. On trouve dans le *Medical repository* (1818) que le fils du docteur Malachifoot, atteint d'une hydropisie cérébrale, qui avait résisté au calomelas, aux épispastiques, etc., en fut guéri par le tabac en poudre pris par le nez.

Voici une observation que nous extrayons de la *Pratique de chirurgie* de Sue : « Un paysan atteint d'une hydropisie ascite refusa la ponction, persuadé qu'il était que, si on tirait ses eaux, il mourrait. Il avisa de prendre des bains de rivière, qui lui causèrent des douleurs très vives dans le scrotum, avec un tremblement et un froid excessif par tout le corps. M. Huon de Maxey, chirurgien à

Vaucouleurs, qui en prit soin, voyant qu'il persistait, dans son opiniâtreté, à refuser tous les secours de l'art, lui conseilla l'usage de la pipe, moins dans l'espoir de le guérir que pour lui procurer une évacuation quelconque; mais le succès surpassa son attente. Le troisième jour de l'usage de la pipe, le paysan commença à avoir une salivation si abondante, qu'à chaque pipe de tabac qu'il fumait, il salivait environ une demi-chopine d'eau très claire. Il en fumait ordinairement trois ou quatre par jour; cette salivation se soutint dans la même vigueur l'espace d'un mois, pendant lequel le ventre se vida presque entièrement, après quoi la salivation se tarit peu à peu. Mais, en moins de deux mois de temps, le malade recouvra sa santé primitive, excepté qu'il lui est resté une hernie ombilicale. On peut bien dire qu'il a été plus heureux que sage. »

Les lavements de fumée ou de décoction dans la hernie étranglée peuvent être utiles en ce sens qu'ils augmentent le mouvement péristaltique de l'intestin, et qu'ils font cesser le spasme des muscles et des anneaux fibreux qui serrent l'intestin hernié; seul but que voulait atteindre Callisen Schœffer n'est pas le premier qui se soit servi de ce moyen; Dodonée et Bartholin l'ont employé avant lui. Pott, Dehaen les ont imité. Murray rapporte que Sourille sauva ainsi la vie à un prêtre. Heister a prôné les clystères de fumée de tabac ; Lawlence vit en eux le plus puissant moyen de soulagement, après l'opération; suivant lui on n'opérait presque jamais en Angleterre avant d'avoir essayé ce remède. Les observations de succès du tabac dans les cas désespérés d'étranglement des hernies sont fort nombreuses ; cette méthode de traitement est peu usitée en France; c'est un reproche à faire à nos chirurgiens.

On a encore proposé le tabac comme antidote dans l'empoisonnement par les champignons ; mais évidemment, il agit ici comme tous les éméto-cathartiques.

Maladies de l'appareil locomoteur. M. Ch. Londe est surpris qu'après avoir observé l'anéantissement, la subite et profonde prostration qui suivent l'emploi de tabac fumé ou chiqué chez la personne qui n'en a point l'habitude, on n'ait jamais pensé à employer l'une ou l'autre de ces pratiques, préférablement à la saignée, dans les cas où il s'agit de paralyser sur-le-champ les forces musculaires d'un individu, dans la réduction de certaines luxations, par exemple. Ce moyen, dans ce cas, atteindrait,

certes, mieux et plus rapidement que tout autre ,
le but qu'on se propose.

*Maladies de l'appareil respiratoire par privation
d'air.* Murray pense que les lavements de fumée
peuvent être utiles pour faire revenir les enfants
étouffés par la constriction du cordon.

Nous ne nous occuperons que de l'asphyxie par
submersion : cette méthode des lavements de fumée est due aux sauvages du Canada ; et Mul-
ler, d'après Charlevoix, en a donné le conseil en
1676.

En France, c'est en 1776, sous la lieutenance-
générale de Lenoir, que Pia, recommandable apo-
thicaire, et de plus échevin de Paris, fut de concert avec Cadet Devaux, chargé de la salubrité de
la capitale. Pia imagina des *boîtes-entrepôts* qu'il fit
placer le long de la rivière, de distance en distance, et confiées à des gens désignés pour admi-
nistrer aux noyés des lavements de fumée de
tabac. Il publia en 1792, sur son appareil, huit
brochures qu'on peut lire encore aujourd'hui
avec profit. C'est alors que ses moyens furent
accueillis par presque tous les gouvernements
d'Europe.

Parurent successivement les seringues de Hélie, Lammersdorf, Hein, Feller, Keipelug, Fide Carmine, Osiander, Pickel, Godard, Benjamin Bell, Tissot, Rosier, Stisser, Schaffer, Dahen, Gardame, Pinel : ce sont des espèces de soufflets sur lesquels s'adapte le tabac enflammé. Celui de Gaubius, qui ne laisse rien perdre, est un soufflet de cuisine dont le tuyau est garni de cuir, pour ne pas blesser l'intestin, et à l'aide duquel on adapte un entonnoir. La fumée de tabac est reçue dans l'entonnoir, introduite par l'écartement des valves du soufflet, et pressée ensuite doucement dans le rectum. Mais le procédé suivant est le plus simple, le plus facile à employer, et le plus à la portée du peuple, dans toutes les circonstances : on remplit une pipe de tabac qu'on allume ; on en introduit le bout frotté d'huile dans l'anus ; on applique sur le fourneau allumé la tête d'une seconde pipe vide, assujettie à l'autre au moyen de papier mouillé, et l'on souffle par le tuyau de celle-ci.

Deux grandes autorités contemporaines ne sont point d'accord sur l'efficacité de ce moyen. M. Devergie est loin de le repousser, tandis que M. Orfila veut qu'on se garde « de donner des lavements de tabac, ou d'introduire la fumée de ce corps dans le fondement, comme l'ont prescrit plusieurs auteurs ; ces remèdes sont inutiles, n'offrent aucun avantage sur ceux que nous proposons, et peuvent augmenter les accidents. » (Secours aux asphyxiés). Portal partageait l'opinion de M. Orfila.

Nous croyons qu'on ne peut rejeter ce moyen, en tant qu'il borne son action à la stimulation, en tant qu'il n'agit que par la légère irritation provenant du contact d'un corps étranger. Certes, les autres précautions, plus immédiatement profitables, doivent passer avant, mais les assistants au spectacle d'un noyé qu'on retire de la rivière ne sont pas toujours pourvus de sonde laryngienne ; et les plus prompts secours pour eux sont ceux de la pipe, après la soustraction de l'individu au froid , des frictions sur le corps, etc. Maintenant la pipe, bornant son effet à la stimulation , (et dans l'état d'asphyxie elle ne la dépasse point) , ne peut être nuisible ; parce que l'intestin ayant des sympathies puissantes avec les organes des principales fonctions ; le cœur , le poumon , le cerveau recevant également, par sympathie, l'effet de cette stimulation ; vous ne faites point fonctionner le poumon artificiellement comme dans l'insufflation forcée , mais vous aidez à ranimer le principe qui préside à la fonction. La fumée serait nuisible, à n'en pas douter, si elle agissait par sa vertu narcotique, en étouffant davantage une vie qui s'éteint ; mais par cette raison même que la vie s'éteint, l'intestin a perdu une partie de son impressionnabilité, et s'il se réveille alors, ce n'est que sous l'influence d'une irritation dont il ne peut ressentir les effets nuisibles que jouissant de la plénitude de sa vitalité. Il en ressent donc dans ce cas des effets utiles.

Maladies dont l'air ambiant est le véhicule. Beck a proposé la pipe comme principe purificateur dans des salles de dissections. Becher, dans ses *Principes de Chimie*, a fait graver une table additionnelle où sont représentées diverses formes de pipe et la plante de tabac. La fumée ne peut avoir d'avantage, dans les pavillons d'anatomie, qu'en déplaçant une partie des vapeurs méphitiques ; dans tous les cas, c'est un moyen unanimement adopté aujourd'hui dans nos écoles.

Murray dit qu'un prêtre, qui administrait les sacrements à des pestiférés, se préserva de la maladie par l'usage de la pip.

Diemerbroech, qui était grand partisan de ce moyen, qu'il jugeait être le plus prophylactique contre la peste (1), expliquait ses excellents effets

(1) *Tabacum pro insigni præservatione remedio semper habui. ejusque fumum in ipso conceptæ luis principio mihi aliquoties in-*

par cette théorie : la salive s'imprègne de particules miasmatiques dans le passage de l'air par le
nez ou la bouche; la pipe fait saliver et force généralement à ne pas avaler la salive, donc, la pipe est
un moyen purificateur. Il fut néanmoins forcé d'a-
vouer que les fumeurs de Nimègue ne furent pas
préservés de la peste qui ravagea leur ville.

On observa qu'à Londres, les habitants des maisons où on préparait le tabac ne furent pas soustraits aux ravages de la terrible contagion. Rivini
assure que les fumeurs ne furent point préservés
de la peste à Leipsick ; Mertens en dit autant pour
la peste de Moscow, ainsi que Chenot pour celle
de Transylvanie.

Les Turcs fument beaucoup et n'en sont pas préservés. Pourtant M. Arvers nous apprend qu'il
était bien plus insensible à l'impression des miasmes quand il fumait le matin, que quand il ne fumait pas, à l'époque où (1814), dans la Salpétrière
transformée en hôpital militaire, l'encombrement
des malades augmentait la contagion. Nous désire-

---

*signiter profuisse comperi : qui felix affectus et si omnibus non
contingat, in multis tamen militibus peste jam correptis eumdem
quoque non semel observatum fuisse à capitaneis fide dignis, nobis narratum est.*

rions être fixé sur ce que M. Arvers entend par *être plus ou moins sensible à l'impression des miasmes;* en attendant nous doutons des vertus purificatrices de la fumée; et, s'il le fallait, le souvenir du cholera qui ravagea Paris en 1851, viendrait prêter son autorité à notre doute; ce qui du reste n'empêcherait pas M. Pescatore, négociant, de croire que l'usage de la pipe n'a pris une si grande extension qu'à cause de cette terrible maladie.

EFFETS TOXIQUES.

Il y a un peu plus de cent ans, un riche habitant de la Cabesterre, dans la Martinique, mariait une de ses filles ; jugeant que son cuisinier nègre n'avait pas d'assez profondes connaissances dans l'art culinaire pour *conduire* le repas d'une aussi grande fête, il fit venir le meilleur traiteur du fort Saint-Pierre. Le cuisinier ordinaire ne put souffrir un pareil manque d'égards à ses nombreux services ; aussi prit-il la résolution de s'en venger. Voici ce qu'il fit : il glissa furtivement deux morceaux de tabac tordu dans le corps de deux coqs-d'inde , que le traiteur mettait en *daube,* pour être servis froids à déjeuner. Les convives trouvèrent les coqs excellents , chacun voulut y goûter ; mais un quart d'heure était à peine écoulé, que tous éprouvèrent des défaillances , des vomissements , des tranchées , etc. ; en un mot, la médecine du nouveau genre faisait son effet, et le cuisinier nègre triomphait. Médecins, chirurgiens, furent mandés ; dissection des viandes fut faite, et le mystère découvert. Le père P. , qui raconte cette histoire, oublie de nous dire ce que devint le cuisinier vindicatif.

Les cas d'empoisonnement par le tabac sont innombrables : on trouve, dans les *Éphémérides d'Allemagne*, qu'une personne ayant jeté méchamment un petit morceau de tabac dans un vaisseau où cuisaient des pruneaux, tous ceux qui en mangèrent furent surpris peu après d'anxiétés, de défaillances , et de tels vomissements qu'ils pensèrent en périr.

Murray rapporte l'histoire de trois enfants qui furent pris de vomissements, etc., et qui moururent en vingt-quatre heures, au milieu des convulsions , pour avoir eu la tête frottée avec un liniment composé de tabac dont on voulait se servir pour les guérir de la teigne.

Duncan , d'après Grant , rapporte qu'un mari et sa femme faillirent périr après s'être lavés les bou-

tons de gale avec une forte décoction de tabac.
M. Fouquier connut un homme, attaqué de gale,
qui se frottait matin et soir les membres et le
tronc avec une décoction de quinze grammes de
tabac; ce malade fut pris bientôt de nausées et des
besoins d'uriner très fréquents ; la quantité des
urines excédait de beaucoup celle des boissons; il
était poursuivi par un goût de tabac , comme s'il
en eût mâché et avalé; des vomissements se joi-
gnirent à ces incommodités, et, pendant ce temps,
les urines coulèrent avec la même profusion. On
cessa le remède.

M. Ansiaux cite l'observation d'une dame qui
mourut presque subitement , après avoir pris un
lavement préparé avec soixante grammes de tabac.
M. Ugard a été témoin d'un fait semblable occa-
sionné par un lavement préparé avec trente grammes par infusion; la mort survint quinze minutes
après l'administration du lavement, et fut précédée
de douleurs cruelles. Dans le 36ᵉ numéro du *Journal de Médecine d'Édimbourg*, est rapportée l'observation d'une femme de 24 ans, qui périt au bout de
trois quarts d'heure, à la suite d'un lavement pris
contre une constipation, et préparé avec quarante-
cinq grammes de tabac.

Nous lisons dans le *Journal de Médecine et de Chirurgie pratique* (juin 1832) l'observation suivante :
« Un homme, âgé de 38 ans, s'imagina, pour déplacer une violente urétrite, de faire bouillir une once et demie de tabac en poudre dans de l'eau, et de prendre ensuite la décoction en lavement ; il en résulta à l'instant même, dans tout l'abdomen, des douleurs atroces qui lui arrachèrent des cris perçants. Bientôt il put rejeter une partie du lavement, mais la douleur se propagea vers l'épigastre, avec sentiment profond de brûlure. Il survint des nausées, des vomissements, et au bout d'une demi-heure des accidents cérébraux ; les membres étaient agités de mouvements convulsifs et involontaires ; le malade se roulait sur son lit et tirait fortement le pénis, donnant des signes des plus vives souffrances. La face était violette, les yeux fixes, le pouls intermittent, presque insensible et d'une lenteur remarquable, la respiration faible, la peau froide. Le malade, plongé dans un assoupissement profond, n'exécutait que des mouvements automatiques ; il se levait de temps à autre, ne prononçait que quelques paroles entrecoupées, et n'avait aucune connaissance de ce qui se passait autour de lui. Il rejeta, par le vomissement, des boissons abondantes qu'on lui avait fait prendre : ces boissons étaient imprégnées d'une forte odeur de tabac.

« On voulut le plonger dans un bain , mais il fut impossible de l'y maintenir. Une saignée du bras fut alors pratiquée, ce qui procura du calme. Les pieds furent enveloppés de cataplasmes sinapisés, et , quelque temps après , vingt-quatre sangsues appliquées sur l'épigastre, qui était extrêmement douloureux. Plusieurs demi-lavements émollients furent également donnés, mais ne furent point rendus. Ces moyens dissipèrent promptement les accidents cérébraux , mais il resta une gastro-entérite qu'il fallut combattre par un traitement approprié. » Cette observation a été recueillie par M. Chantourelle.

Dans les premiers jours de septembre 1839, une femme d'une trentaine d'années , de la commune de Lacomté , était atteinte d'une constipation opiniâtre ; le médecin qui la visitait lui prescrivit une légère infusion de tabac en lavement : peu confiante en une aussi faible dose, la malade l'augmenta. Mais, peu après cette administration, elle eut de violents symptômes d'empoisonnement. Les journaux qui rapportent ce fait disent qu'elle grinçait des dents, s'arrachait les cheveux, et paralysait les forces des hommes confiés à sa garde, puisqu'elle mourut dans une horrible agonie.

On sait que le célèbre poète Santeuil éprouva des vomissements et des douleurs atroces, au milieu desquelles il expira, pour avoir bu un verre de vin dans lequel on avait mis du tabac d'Espagne.

Ramazzini prétend qu'il suffit d'une simple application de feuilles fraîches pour provoquer des nausées et donner lieu à une inflammation erysipélateuse de la peau, sur laquelle on les applique. Il résulte des expériences que M. Fumey a faites sur lui-même, que l'application d'un cataplasme fait avec trente grammes de feuilles, produit effectivement la rubéfaction et le soulèvement de l'épiderme, mais non de symptômes généraux ; s'il lui est survenu quelques nausées, il les attribue à l'odeur du décocté dont il s'est servi dans une de ses expériences.

Murray assure que si une partie vivante est traversée par une aiguille chargée d'un fil trempé dans l'huile essentielle de tabac, l'animal périt. Jaucourt dit que cette huile produit des vomituritions rien qu'en débouchant la fiole qui la contient. Hardens et Redi, d'après quelques expériences sur des animaux, ont prouvé que quelques gouttes instillées dans une plaie causaient des accidents mortels. Albinus, qui a fait les mêmes expériences sur une poule, une colombe et un chien, prétend qu'elles n'ont point été suivies de mort. Fontana et M. Arvers ont obtenu le même résultat.

D'un autre côté, MM. Brodie, Macartney et Orfila ont expérimenté sur des chiens, des chats et des lapins ; ils ont varié leurs expériences, et des résultats identiques ont eu lieu, soit que le tabac ait été introduit dans l'estomac, dans le rectum, appliqué sur les surfaces dénudées, sur le cerveau, inséré dans le tissu cellulaire ou injecté dans les veines. M. Orfila conclut de quatorze expériences faites sur des chiens :

1° Que les feuilles de tabac, entières ou réduites en poudre, telles qu'on les emploie journellement dans le commerce, sont douées de propriétés vénéneuses énergiques ;

2° Que leur partie active paraît résider dans la portion soluble dans l'eau, qui est absorbée et portée dans le torrent de la circulation ;

3° Que leurs effets délétères paraissent dépendre d'une action spéciale sur le système nerveux, et qu'elles déterminent presque constamment un tremblement général qui s'observe rarement lorsqu'on emploie d'autres poisons ;

4° Que leur action est beaucoup plus énergique lorsqu'on injecte la portion soluble dans l'anus, que lorsqu'on l'applique sur le tissu cellulaire, et à plus forte raison que dans le cas où on l'introduit dans l'estomac ;

5° Qu'indépendamment des phénomènes dont nous venons de parler, elles exercent une action locale capable de produire une inflammation plus ou moins intense ;

6° Qu'elles paraissent agir sur l'homme comme sur les chiens ;

7° Que l'huile empyreumatique n'agit pas directement sur le cerveau, ni sur le tronc des nerfs, mais qu'elle porte son action sur le système nerveux d'une manière qu'il n'est pas encore facile de déterminer ;

8° Que l'extrait de *nicotiana rustica* agit de la même manière que le tabac, mais qu'il est moins actif.

Quoi qu'il en soit, l'indication la plus pressante, dans un cas d'empoisonnement par le tabac, sera d'évacuer le poison ingéré, soit en favorisant les vomissements par la titillation de la luette, soit en employant la sonde aspirante, qui serait surtout utile lorsque le liquide a été déposé dans le rectum. Il est ensuite nécessaire de remédier, par les sangsues et la saignée, à la congestion cérébrale et aux inflammations qui doivent se développer. Les liquides acidulés, les infusions de café et de thé, sont utiles dans le principe ; mais s'il se déclare une gastro-entérite, on ne doit plus avoir recours qu'aux boissons gommeuses et émollientes.

Le tabac, dans l'air, sous forme pulvérulente, peut exercer une action malfaisante sur les organes respiratoires, en pénétrant dans des parties qui ne sont point organisées pour supporter sa présence ; action à laquelle peut prendre part toute l'économie.

Ramazzini a vu une jeune fille avoir de violentes envies d'uriner, aller fréquemment à la selle et rendre beaucoup de sang par les vaisseaux hémorroïdaux, pour s'être reposée sur des paquets de tabac en corde.

Fourcroy raconte que la petite fille d'un marchand de tabac mourut dans des convulsions affreuses pour avoir couché dans un endroit où on en avait râpé une grande quantité.

M. Mérat parle d'un jeune homme qui, ayant la petite vérole, fut si vivement frappé de l'odeur du tabac que la garde râpait à côté de lui, que les boutons rentrèrent sur-le-champ, et qu'il fallut de prompts secours pour le rétablir. Une fille, au rapport de Sauvages, tombait dans une vraie catalepsie lorsqu'il lui tombait par hasard un peu de tabac dans l'œil.

L'hygiéniste Parent-Duchatelet, regardant comme supposés les effets attribués au tabac par Ramazzini, Fourcroy, Cadet-Gassicourt, Tourtelle, Percy, MM. Patissier et Mérat, a pris un grand nombre de renseignements près des employés aux diverses manufactures de France, et il résulte des réponses faites à ces questions, que presque tous les ouvriers s'habituent, au bout de très peu de temps, à l'influence de l'atmosphère chargée des émanations de tabac ; qu'ils ne contractent point de maladies particulières à leur état, et que le travail de ces manufactures ne nuit en rien à la longévité. Cependant, les réponses arrivées de Lyon et de Toulouse différent un peu de celles qui ont été reçues des autres villes. A Lyon, où l'on n'a connaissance que de trois ou quatre individus qui, n'ayant pu s'accoutumer au tabac, sont sortis de l'établissement peu de temps après y être entrés ; le médecin signale des affections des voies respiratoires, des dyssenteries, ophtalmies, douleurs de tête, anthrax et panaris; mais ces maladies s'y présentent-elles plus fréquemment que dans les autres parties de la ville? c'est à une bonne médecine statistique à répondre. A Toulouse, les chefs de l'établissement comparent l'action du tabac sur les personnes non accoutumées, au roulis d'un vaisseau, et assurent que cette action devient nulle en très peu de temps : tout cela dépend des prédispositions individuelles ; il y a des marins qui n'ont jamais eu le mal de mer.

En effet, M. Londe, se plaçant dans une position en quelque sorte analogue aux *écoteurs,* c'est-à-dire ayant manié et laissé séjourner près de lui, pendant une nuit, des feuilles de tabac humectées , a éprouvé des nausées et des vertiges, quoique l'absorption n'ait été produite que par la surface cutanée, par le soin qu'il avait eu de se préserver soigneusement les voies aériennes; tandis que nous, qui avons répété l'expérience de M. Londe, n'avons éprouvé ni nausées ni vertiges, tout en n'ayant pris aucune précaution pour préserver les voies aériennes.

Mais une question hygiénique importante est de s'assurer de la plus ou moins grande nocuité de la fumée, dans les lieux publics. M. Mérat insiste fortement sur les inconvénients qui peuvent résulter de la respiration seule de cette vapeur par des personnes délicates , et demande avec instance qu'il ne soit permis, comme à Berlin et quelques villes d'Allemagne, de ne fumer que chez soi. Il dit à ce propos que, dans sa jeunesse, il a été rapporté sans connaissance chez ses parents, pour être resté dans un corps-de-garde , pendant un quart d'heure , au milieu de trois ou quatre fumeurs. On lit aussi, dans les *Ephémérides des Curieux de la nature,* qu'un jeune enfant, auquel on avait soufflé de la fumée de tabac dans les narines, périt après d'horribles convulsions.

Nous ne croyons pas qu'une sage autorité puisse raisonnablement conclure dans le sens de l'esprit prévenu de M. Mérat, et que le fait douteux des Ephémérides puisse donner droit à une si rigoureuse intolérance.

Cherchons maintenant à éclairer une question qui n'a été approfondie par aucun expérimentateur ; c'est la question du degré d'intoxication par la fumée.

La nicotine est soluble dans l'eau et dans la salive. Nous avons considéré la bouche humectée de salive, ainsi qu'elle se trouve en fumant, comme une masse d'eau à travers laquelle passe un courant de fumée. Certes nous n'admettons pas les deux conditions mathématiquement exactes, parce que la membrane muqueuse présente en outre une surface à bouches absorbantes.

A l'état d'habitude, les effets toxiques doivent être d'autant plus manifestes, que l'individu rejette moins de salive; cela se conçoit facilement par cette raison que la salive entraîne toujours une partie des principes immédiats du tabac. En supposant que le fumeur n'en rejette pas une parcelle, quelle quantité de poison absorbe-t-il? Voici l'expérience que nous avons faite pour éclairer quelque peu cette question :

Nous avons introduit dans un matras à double ouverture cent grammes d'eau; nous avons fait passer dans cette eau la fumée provenant de dix grammes de tabac, en usant du simple procédé que nous avons indiqué pour les lavements de fumée, le tuyau d'une des pipes étant plongé dans le liquide, la fumée sortant par l'autre ouverture du matras.

Il s'est dissous une petite quantité de nicotine

dans l'eau ; et pensant que cette nicotine eût échappé, par sa minimité, à l'analyse , nous nous sommes contentés de faire avaler la moitié du liquide provenant de l'expérience, et incorporé à de la viande hachée, à un chien : celui-ci, au bout de quelques minutes, a vomi les matières ; puis, saisi de tremblements légers, il fut se coucher dans un coin, mais il n'y demeura pas longtemps ; la viande dégurgitée le tenta ; il la ravala , et n'éprouva plus de vomissements. Nous lui avons fait avaler, deux heures après, l'autre moitié du liquide ; et lui avons lié l'œsophage : il s'en est suivi quelques efforts de vomissements , faiblesse dans les membres postérieurs, tremblements légers; mais tous les accidents furent bientôt disparus. Dans cette préparation, à part la partie atomique de nicotine dissoute , la fumée est combinée au liquide ; mais au bout de quelques instants, par l'effet du refroidissement, cette fumée se condense sous forme d'huile empyreumatique, et vient surnager le liquide. Des quantités données , il est résulté environ trois centigrammes de cette huile de tabac ; dose capable, il est vrai , d'occasionner quelques accidents non alarmants d'empoisonnement , mais évidemment insuffisante pour donner la mort, à moins de prédispositions anormales.

Donc, une personne non habituée et ne salivant pas, peut fumer de suite dix grammes de tabac sans éprouver d'accidents fâcheux. L'impunité ne peut guère être limitée chez les habitués.

CONCLUSIONS.

—

I.

Les événements qui ont accompagné l'introduction du tabac, les oppositions et les luttes qu'ont eu à supporter les partisans de son libre usage, sont une preuve puissante de ses qualités propres et de sa virtualité.

II.

L'usage domestique du tabac est un besoin acquis; la satisfaction modérée de ce besoin n'a jamais d'effets funestes sur l'économie; l'abus même n'entraîne presque jamais après lui les dangers qu'on lui a supposés. L'homme, dans quelques conditions de la vie privée, et dans quelques circonstances particulières, qui sont la suite inévitable de la position sociale, peut en retirer de très grands avantages.

III.

L'emploi médical du tabac peut être dangereux dans des mains inhabiles ; l'ignorance de ses propriétés a été cause d'accidents déplorables.

IV.

L'homme ne vivant pas seulement par son individualité, mais par les lois de communauté sociale, doit tendre inévitablement à faciliter les rapports de bien-être par tous les moyens qui sont en lui, moyens dont le but immédiat doit être la rectification de ces lois. Les obstacles qui nuisent aux intérêts partiels et généraux ne peuvent être renversés, la corrélation entre les besoins et la possibilité certaine de les satisfaire ne peut être établie, selon l'appréciation juste de la raison humaine, par les seules forces de spontanéité partielle, mais par les forces de la raison générale.

Les conséquences en seront belles, et, le jour venu, la solution d'une question de notre livre pourra prendre sa petite place dans ces conséquences.

V.

Car la réforme à apporter dans le régime de perception des impôts sur le tabac, viendra certainement après, sinon avec des *réformes* plus pressantes.

FIN.

TABLE DES MATIÈRES.

CHAPITRE 1.

Histoire.

CHAPITRE II.

—

Considérations relatives au commerce Botanique.

Culture.

Fabrication.

Vente.

Histoire commerciale.

CHAPITRE III.

—

Influences physiologiques en général.

CHAPITRE IV.

—

Actions spéciales. —Fumembuccation.

Errhinnation.

Machication.

CHAPITRE V.

—

Le tabac considéré comme agent toxique et comme agent thérapeutique.

Emploi médical.

Effets toxiques.

ERRATA.

Page 12, ligne 24, au lieu de : fécondative, *lisez* fécondation.
— 127, — 17, — pousse, *lisez* poussent.
— 127, — 18, — fasse, *lisez* fassent.
— 186, —17-18, — fainéant, *lisez* fainéants.

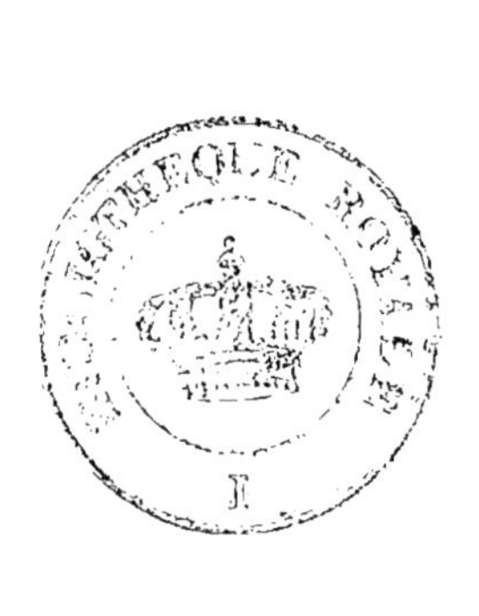